基于比价策略的医疗服务价格调整：基础与应用

金春林　王海银　主编

U0348799

科学出版社
北京

内 容 简 介

医疗服务价格是当前我国公立医院补偿的重要支撑,建立医疗服务价格动态调整机制和理顺医疗服务比价关系是医疗改革的重要议题。本书编写团队调研各省(自治区、直辖市)医疗服务价格改革进展发现各地对理顺医疗服务比价关系和构建动态调整机制的路径方法需求迫切,但当前国内该方面研究较少,缺乏系统性的理论和方法指导。

本书的主题是医疗服务价格动态调整新机制及医疗服务比价新理论。本书内容分为 2 篇 4 章,第 1~2 章为基础篇,阐述了医疗服务比价新理论及动态调整新机制;第 3~4 章为应用篇,介绍了医疗服务比价新理论和方法在中医类、综合类及医技诊疗类项目中的应用,并辅以上海市医疗服务价格改革应用实例作为参考。

本书可作为从事医疗服务价格、医保支付方式改革及公立医院改革等领域研究者的参考书,也可以作为价格管理、医疗保险及医院管理专业人员的学习资料。

图书在版编目(CIP)数据

基于比价策略的医疗服务价格调整:基础与应用 / 金春林,王海银主编. —北京:科学出版社,2019.9
ISBN 978 - 7 - 03 - 061454 - 4

Ⅰ.①基… Ⅱ.①金…②王… Ⅲ.①卫生服务—价格—研究—中国 Ⅳ.①R199.2

中国版本图书馆 CIP 数据核字(2019)第 109276 号

责任编辑:闵 捷 / 责任校对:谭宏宇
责任印制:黄晓鸣 / 封面设计:殷 靓

科 学 出 版 社 出版
北京东黄城根北街 16 号
邮政编码:100717
http://www.sciencep.com

南京展望文化发展有限公司排版
上海万卷印刷股份有限公司印刷
科学出版社发行 各地新华书店经销

*

2019 年 9 月第 一 版 开本:B5(720×1000)
2019 年 9 月第一次印刷 印张:8 1/4
字数:140 000
定价:80.00 元
(如有印装质量问题,我社负责调换)

编委会

序

      按医疗服务项目收付费是当前我国公立医院价格和支付的重要途径,其主要基于各地实施的医疗服务价格项目规范及标准。医疗服务价格管理模式是"中央制定项目目录规范,地方制定和调整价格",因此,省(自治区、直辖市)是合理制定和调整医疗服务价格的主体力量。随着公立医院补偿机制改革推进,公立医院的补偿是由医疗服务项目收费、药品加成收入和政府补助三个渠道转变为服务项目收费和政府补助两个渠道,在财政投入增长有限的前提下,及时动态调整医疗服务价格、体现医务人员的技术劳务价值成为当前各地迫切需要解决的问题。

      2016年由国家发展和改革委员会等四部门联合发布的《推进医疗服务价格改革意见》,明确提出到2020年,逐步建立以成本和收入结构变化为基础的价格动态调整机制,基本理顺医疗服务比价关系。从国内医疗服务价格调整实践来看,从医疗服务项目成本角度开展价格制定较少,参考其他省(自治区、直辖市)价格较常见,对价格进行普调或普降的方式偏多。对于改革意见中提出的理顺比价关系、构建动态调整机制方面的实践经验尚较少。比价关系的内涵是什么?理顺比价关系的主要方法及手段如何构建?动态调整机制的关键要素是什么?动态调整机制的流程方法如何规范?这些都是各地在推进医疗服务价格改革过程中需要直面解决的重要问题。以上问题正是该书研究者的研究起点。

      该书分为基础与应用两篇,基础篇中首先界定了研究比价关系的切入点,构建了比价新理论体系,涵盖了不同价值特征下的测算方法及指标体系。同时构建了基于比价的动态调整机制,从管理和理论框架、流程和制度安排、项目遴选和标准制定等维度提出了新的解决方案。应用篇涉及比价新理论在各医疗服务板块中的实证应用、在上海市医疗服务价格改革的实践应用及效果评估等。作者提出的新理论方法取得了很好的应用效果,相信可以为该领域的研究及应用提供参考。

　　该书的撰写得到了政府相关部门及相关单位领导、专家的大力支持,谨在此一并表示感谢!最后,希望该书的出版能够为我国医疗服务价格调整,特别是理顺医疗服务比价关系提供一些启示和参考。

金春林

上海市卫生和健康发展研究中心(上海市医学科学技术情报研究所)主任

2019 年 5 月 8 日于上海

前　言

　　2015 年国务院办公厅发布《关于城市公立医院综合改革试点的指导意见》，明确提出了破除以药补医机制。上海市深化医药卫生体制改革领导小组办公室等部门领导同志提出了开展比价研究支撑价格改革调整的思路和委托需求，随后本书研究团队参与了 2015~2017 年上海市取消药品加成及调整医疗服务价格的改革历程，随着研究和改革推进，研究团队对这一领域兴趣日益增长。

　　一开始，研究团队将主要精力用于国际比价关系的借鉴上，但随后发现医疗服务项目的内涵、计价单位等有明显差异。考虑到这一点，研究团队及时转换了思路，探索构建一套新的比价理论体系。研究团队基于《全国医疗服务价格项目规范》(2012 年版)新的价值要素及上海卫生事业改革薪酬数据，创新地构建了整合医疗服务项目技术难度、风险程度以及基本人力及耗时的标化价值测算方法，形成了本书的比价主参照体系。

　　本书很荣幸地邀请到了许多在这一领域最具经验和学识的专家一起参与，他们对本书做出了巨大的贡献，非常感谢他们的支持。

　　本书主要面向关注医疗服务价格改革工作的人士，包括物价、卫生及医保行政管理者，也包括临床医生、技术研发企业及该领域的研究者。希望本书能为我国医疗服务价格改革提供有用的参考，也欢迎读者对未来进一步的深入研究提供反馈和建议。

金春林　王海银

2019 年 6 月 7 日于上海

目　录

应用篇 ————

基础篇

第一章　医疗服务比价新理论体系

第一节　医疗服务比价

本书中的医疗服务是指《全国医疗服务价格项目规范》(2012 年版)目录中的医疗服务项目,当前各省(自治区、直辖市)主要采用《全国医疗服务价格项目规范》(2007 年版)目录,包括综合服务类、医技诊疗类、临床诊疗类,以及中医及民族医类四个类别,约 4 600 项项目。

医疗服务比价是指医疗服务项目价格间的比较。狭义上是指不同区域或不同行业间服务项目价格之间的横向比较。广义上包括服务项目价格水平和结构两方面的比较。其中,结构比较是指同一体系下医疗服务项目价格内部间的比价关系。

当前我国医疗服务比价研究主要集中在多区域间医疗服务价格项目的价格横向比较,通过直接比价结果情况来支撑相关医疗服务价格的调整。另一方面集中在不同板块间项目间的比较,识别不同板块间项目价格差异合理性,以支撑相关价格调整。现行比价研究的主要问题是尚未深入涉及比价结构领域,现行横向价格的不合理约束了横向价格比价的参考价值,支撑我国优化比价关系的功能有限。

第二节　比 价 新 理 论

一、基本出发点及内涵

比价新理论的基本出发点是通过比价体系构建来支撑医疗服务价格调整机制建设,比价新理论主要着眼点是测量和评估项目间比价关系,筛选出优先

基于

调整的医疗服务项目,基于比价关系提出建议价格。该理论同调整机制的其他要素间有协同关系,如价格调整总量和空间、调价流程、调整时机等。

比价新理论是当前比价逻辑概念上的拓展和深化。通过构建一套可以定量衡量比价关系合理性的新标尺,评价和筛选提出需优先调整的价格项目,并基于比价关系和价格调整空间确定调整价格,支撑价格调整的分步实施策略。

合理新标尺结果分布内涵主要体现在以下两个方面:一是现行价格分布同新标尺一致度高的分布是集中于 1 的对称分布。二是现实比价结构优化的概率分布是趋向于 1 的分布,趋势变集中,离散度变小(图 1-1)。

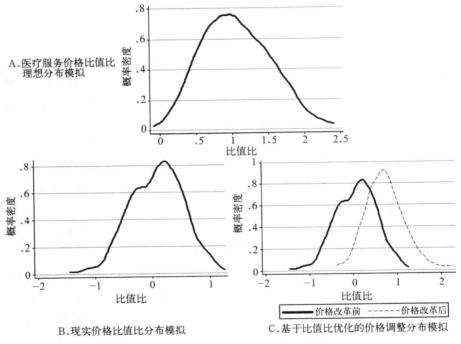

A.医疗服务价格比值比理想分布模拟

B.现实价格比值比分布模拟

C.基于比值比优化的价格调整分布模拟

价格改革前 ------价格改革后

图 1-1　比价新理论内涵分布简图

实际应用上,比价新理论内涵是现行价格的分步逐步趋向标准分布,实现结构的逐步合理化。在实施策略上,比价与总量控制互相联系,不同的调整空间下调整的比价关系幅度不同;比价与居民消费价格指数(consumer price index, CPI)和医改进展的外部因素相关,不同的调价实际和医改现状,其调整尺度不同。该理论具有较强的弹性,可随各个重要影响因素变化而变化。另外,调整一批项目后比值比会发生变化,需要进行动态调整以实现相关联项的比值比优化。

二、比价新理论的要素及实现方法

　　基于新的比价理论下建立标化价值新概念,以该标化价值和现行价格的比值比作为衡量比价关系的主要指标。同时对不同类型的医疗服务分别建立测量方法,如综合类、中医类、手术类等技术劳务价值占比高的服务,以及检验类、影像类等物耗占较高的服务;另外,辅助构建了同其他同类型省(自治区、直辖市)、美国和我国台湾地区的比价为次要参考指标,形成综合的医疗服务比价体系(图1-2)。下面分别从三个方面阐述各方法体系构建情况。

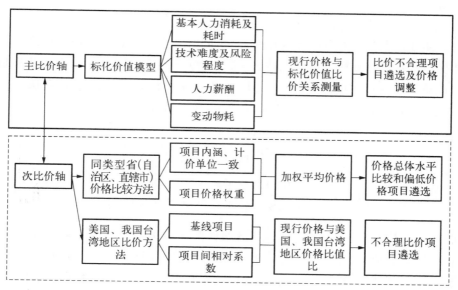

图1-2　医疗服务价格比价新理论的要素及实现方法

(一)以技术劳务为主项目的标化价值及比价指标构建

1. 数据来源及数据库建立

　　研究数据来自《全国医疗服务价格项目规范(2012年版)工作手册》(以下简称《国家2012版》)[1]及《上海市医疗机构医疗服务项目和价格汇编(2014年)》(以下简称《上海2014版》)[2]。其中,《国家2012版》数据采集变量包括项目名称、项目内涵、计价单位、基本人力消耗及耗时、技术难度(指由复杂程度、技术投入程度及操作者技术要求等因素综合确定的项目相对难易程度,数字范围为1~100)及风险程度(指综合评估操作中患者发生并发症概率及产生不良后果严重程度而确定的项目相对风险程度，数字范围为 1~100）。《上海2014 版》数据采集变量包括项目名称、项目内涵及计价单位。按照项目内涵及计价单位逐项对接《国家 2012 版》及《上海 2014 版》，建立可对接项目（指《国家 2012 版》与《上海 2014 版》内涵与计价单位方面一致的项目）数据库。

2. 标化价值比价模型构建

标化价值是指在常规规范路径条件下对各项目资源消耗的价值测量，包括技术劳务标化价值及物耗标化价值两部分[3]。其中，技术劳务标化价值包括基本医务人员投入（类别包括医生、护士、医技及其他）、基本操作时间（分）、技术难度分值、风险程度分值，各类医院医务人员年薪酬及不同医务人员类别比值设定等。

（1）技术劳务标化价值

主要依据基本人力消耗及耗时测定，同时考虑技术难度及风险程度。技术劳务标化价值测算：① 各项薪酬参数，来源于《上海市卫生事业单位薪酬制度改革方案》（政府内部文件）。其中，医生薪酬按每分钟 3.2 元计算，医生：护士：医技：其他 = 1：0.7：0.6：0.5；② 测算模型：

$$Y = \left(\sum_i^n \frac{X_i}{\text{工作月} \times \text{工作日} \times \text{工作时间}} (k_i \times T \times L_i) \right) \times$$
$$\left(1 + \text{Lg} \sqrt{\frac{\text{项目技术难度} \times \text{技术风险}}{\text{基线项目技术难度} \times \text{技术风险}}} \right)$$

其中，Y 指技术劳务标化价值；X_i 指各级医院各类医务人员目标薪酬；k_i 指基本人力数；T 指基本操作时间；L_i 指人员技术类别、职称等，基本人力、基本操作时间、技术难度分值及风险程度分值均来自《国家 2012 版》数据。工作月、工作日及工作时间根据《全国年节及纪念日放假办法》（国务院令第 513 号）的规定设定。基线项目的确定标准如下，选择原则：① 技术劳务费占比高；② 操作清晰；③ 使用范围广；④ 价值构成清晰；⑤ 现行价格与标化价值较接近。排除原则：有不合理导向的医疗服务项目。

（2）物耗标化价值

成本核算采用作业成本法（activity-based costing），以各类医疗服务作业为中心，根据作业对资源耗费的情况，将资源的成本分配到医疗服务作业中，然后根据产品和服务所耗用的作业量，最终将成本分配到医疗项目。成本数据采集来自上海市 5 家试点医院。直接物耗成本不含可单独收费耗材及能耗、物业等，不包括行政后勤、财政项目补助支出及固定资产折旧和无形资产摊销。

（3）比价指标

以项目现行价格和标化价值为点数，计算现行价格及标化价值的比值比，将现行价格比值除以标化价值比值得出比值比（或采用构成比比值，分母分别为现行价格和标化价值的总点数）；以价格水平差和比值比综合判断和筛选调整项目。

$$比值比 = \frac{现行价格／现行平均价格}{标化价值／标化平均价格}$$

3. 调整项目筛选及建议调整价格调整项目筛选原则

（1）比值比<0.5。

（2）现行价格低于标化价值。建议调整价格测算公式为：调整价格＝现行价格+（标化价值−现行价格）×α，预调查发现测算标化价值和现行价格差距大，直接设定为标化价值会对价格影响大，根据分批调整调整思路及预算约束，以标化价值和现行价格差值为调价空间，通过 α 系数来实现分步调整。理论上现行价格与标化价值分布越接近，其比值比分布越趋向 1 的对称分布，离散度越小。

4. 统计分析采用频数和构成比描述

描述分析《上海 2014 版》与《国家 2012 版》项目对接数和参数调整数；采用均差和相对比比较现行价格和标化价值；采用 Ladder 函数对现行价格及建议调整价格的比值比进行平方根转换；采用核密度曲线拟合比值比概率分布图；采用配对 t 检验比较现行价格及建议调整价格比值比分布差异，$P<0.05$ 时认为差异有统计学意义；采用四分位间距描述比值比分布离散度变化。

分析软件采用 STATA15.0。

（二）以物耗为主项目的标化价值测算模型构建（以医技诊疗类医疗服务为例）

医技诊疗类医疗服务标化价值测算模型构建思路包括三个方面：① 以上海市为例，建立标化实验室模型，其主要基于当前上海市二、三级公立医院实验室检测效率及人力、物耗配置现状，设定适宜的标化实验室配置参数；② 建立医技诊疗类医疗服务的价值分析框架。基于医技诊疗类医疗服务流程梳理，建立分析前、分析中及分析后三个环节和技术劳务价值、物耗成本两类价值为主的分析框架，同时纳入间接成本；③ 分板块和分类测算开展。根据医技诊疗类医疗服务特点、日常运行和《国家 2012 版》，将医技诊疗类医疗服务分为临床免疫类（以下简称免疫类）、临床分子生物学及细胞遗传学类（以下简称分子诊断类）、临床化学类（以下简称生化类）、临床微生物与寄生虫类（以下简称微生物类）、临床血液及体液类（以下简称临检类）5 个板块。同时，将项目分为两类，一类是价值构成清晰及相近、可以归为同类的项目，以典型项目进行测算；一类是相对特殊，不易归类，需单独测算的项目。

1. 标化实验室配置的关键要素设定（图 1-3）

（1）规模

以大型二级医院实验室为原型，实验室设定的基本原则是检验专业齐全、检测项目数适中、具有一定代表性。

（2）各板块标化服务量（日均检测项次数）

基于一手采集的上海市 19 家二、三级公立医院免疫类、分子诊断类、生化类、微生物类、临检类的日均检测总项次数的加权平均值，并通过实验室专家咨询综合确定（构建各板块专家组，涉及 19 家三级公立医院 19 名实验室各学科专家）。

（3）人员配置

对各板块的常规工作人数、急诊工作人数及管理人员数进行标化设定。

（4）设备配置

分板块梳理基本的仪器配置和科室常规仪器配置。

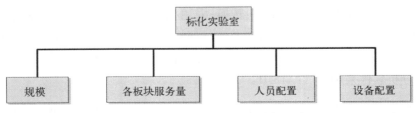

图 1-3　标化实验室配置的关键要素

医技诊疗类医疗服务各板块标化服务量设定（加权平均法和专家咨询）为 13 770 项。其中，生化类为 7 100 项，免疫类为 3 800 项，临检类为 2 490 项，微生物类为 250 项，分子诊断类为 130 项（表 1-1）。

表 1-1　医技诊疗类医疗服务各板块标化服务量

板　　块	标化服务量（日均检测项次数）（项）
生化类	7 100
免疫类	3 800
临检类	2 490

板　块	标化服务量(日均检测项次数)(项)
微生物类	250
分子诊断类	130
合　计	13 770

2. 医技诊疗类医疗服务的价值分析框架

建立分析前、分析中及分析后三个主要环节,分别梳理各环节主要的物耗成本和技术劳务价值两类构成。其中,分析前环节主要包括采血、转运及标本前处理等;分析中环节主要包括试剂、质控分析、质评、耗材及仪器折旧等;分析后环节主要是数据审核和报告审核。间接成本主要包括网络、水、电等动力及管理费用等(表1-2)。

表1-2　医技诊疗类医疗服务的价值分析框架

分析维度	价值要素构成	
	物耗成本	技术劳务价值
分析前	采血耗材	采血
	—	转运
	前处理仪器	标本前处理
分析中	检测试剂	质控分析与标本检测
	质控品、校准品	
	室内/室间质评消耗	
	耗材	
	仪器折旧	
分析后	—	数据审核
	—	报告审核
间接成本	实验室网络	
	实验室场地、水、燃料动力	
	管理费用(科室及医院)	

3. 医技诊疗类医疗服务各板块典型项目遴选及服务量确定

首先,分别建立5个板块的医技诊疗类医疗服务价值目录库。每板块中聚类的原则:① 临床用途相似;② 操作路径及程序基本一致;③ 技术劳务及物耗等消耗基本一致;④ 技术难度较接近;⑤ 使用同一类仪器设备。其次,在每一个亚类里选择应用量、收费金额占比相对较高的典型项目进行测算。对于不符合聚类条件及个性化较强(高难度、高风险、特需项目等)的项目进行单独测算。其中,5个板块共遴选典型项目118项,涉及项目数579项(表1-3)。

表1-3 医技诊疗类医疗服务各板块典型项目分布情况

板 块	典型项目数量(项)	涵盖项目数(项)	项目总项次数占比(%)*
生化类	34	214	91.7
免疫类	36	268	95.4
临检类	31	36	97.2
微生物类	6	36	90.2
分子诊断类	11	25	89.0
合 计	118	579	93.5

* 是指遴选项目的服务量占本板块项目服务总量的比例。

4. 医技诊疗类医疗服务标化价值测算方法

标化价值是对各项目资源消耗的价值测量,包括技术劳务标化价值及物耗标化价值。技术劳务标化价值主要依据基本人力消耗测量,同时考虑不同技术难度下不同类型人员投入;物耗标化价值测量主要依据各个环节直接投入的标化和间接费用的全项次分摊获得。

$$标化价值 = \sum 技术劳务标化价值 + 物耗标化价值$$

(1)技术劳务标化价值

① 各项薪酬参数,来源于《上海市卫生事业单位薪酬制度改革方案》。
② 标化技术劳务价值测算模型:

$$Y = \sum_{i}^{n} \frac{X_i}{工作月 \times 工作日 \times 日均总项次数}(k_i \times L_i)$$

其中,X_i 指各级医院各类医务人员的目标薪酬;K_i 指需要的基本医务人员数;L_i 指人员技术类别、职称等。

(2)物耗标化价值

物耗基于每个实验室流程所需的单次数量、单价计算。其中,试剂等直接投入按照标化值计算,对于质控及需要折旧贴现的设备等按照全科室分摊和《医院财务制度》(财社[2010]306号)设定年限进行折算;部分项目如基因分型扩增子价值测算分初次价值和边际增量价值;间接费用为实验室间接分摊总额除以全板块总项次数,平均分摊到每个医技诊疗类医疗服务。

（三）国内外价格横向及关系比较方法

1. 比价对象

选取国内杭州市、南京市、广州市、深圳市四个相关城市为比价对象，比较内容为各市 2017 年《医疗服务价格项目规范》目录。另选取以项目付费为主，采用 RBRVS 系统并可获得项目定价数据的美国和中国台湾。

2. 医疗服务项目

对接通过查询公开发布的医疗服务价格资料或联系各省（自治区、直辖市）主管部门采集五市 2017 年《医疗服务价格项目规范》数据。分析各市《医疗服务价格项目规范》在编码、名称、内涵及计价单位、除外内容等方面特点与异同。逐项对接上海市与四市综合服务类、中医类、医技诊疗类、临床诊疗类 4 500 余项医疗服务项目的编码、名称、内涵及计价单位等内容。对接处理规则如下：① 项目编码一对一且一致，进行项目编码直接匹配，同时核查匹配项目的计价单位及内涵是否一致，如不一致进行调整处理。② 项目编码一对多且编码规则不一致。以上海市为基础调整其他四市编码，匹配其他四市中同上海市内涵和计价单位一致项目。③ 项目编码多对一且编码不一致。以上海市为基础调整其他四市编码，将其他四市项目采用同一价格进行统一匹配。④ 项目编码多对多且编码规则不一致，以上海市为基础调整其他四市编码，按照项目内涵及方法学等进行具体分析，匹配上基本一致的项目。⑤ 对于计价单位或内涵不一致的项目，调整处理以最小单位为原则。如上海市含的项目其他市不包括，则去除上海市含的项目重新测算价格。计价单位不一致时，按照统一计价单位进行折算统计。美国与我国台湾地区项目内涵及计价单位对接。以可比性为基本原则，逐项对各类医疗服务项目的内涵、计价单位、除外内容等进行核对。尽量选取操作路径、内涵较一致的项目，对项目内涵及计价单位不进行调整。

3. 统计分析

建立各市价格项目对接库和价格比较库。价格比较采用两种方法：一种是价格直接比较，以项目平均价格为比较指标；一种是采用上海市 2017 年医疗服务项目使用频次作为统一权重计算各地的加权平均价格 P、PR（各市与上海市加权平均价格相对比）和 PD（各市与上海市加权平均价格绝对差值），比较总体价格水平。

$$P = \frac{\sum P_i \times Q_{上海}}{Q_{上海}}$$

基于

$$PR = \left(\frac{\sum P'_i \times Q_{上海}}{Q_{上海}} \middle/ \frac{\sum P_{上海} \times Q_{上海}}{Q_{上海}} \right)$$

$$PD = \left(\frac{\sum P'_i \times Q_{上海}}{Q_{上海}} \right) - \left(\frac{\sum P_{上海} \times Q_{上海}}{Q_{上海}} \right)$$

其中，P_i 指各市医疗服务项目价格；P'_i 指除上海外的各市医疗服务价格；$Q_{上海}$ 指上海市 2017 年各项项目使用频次。比较分析平均价格和加权平均价格的结果差异，以综合类医疗服务价格为例归类分析各市价格高低类别。分析采用 STATA15.0 软件。

美国与我国台湾地区比价采用同一个基线项目，同时计算其他项目比值，采用比值比指标比较各地区间的比价关系，借鉴参考国际比价关系。

$$RR = \frac{X_i / X_{base}}{Y_i / Y_{base}}$$

其中，X_i 指上海市现行价格项目价格；X_{base} 指选取的上海市现行价格基线项目；Y_i 指美国与我国台湾地区的现行价格；Y_{base} 指美国与我国台湾地区的基线项目，其中 X_{base} 与 Y_{base} 的基线项目相同。

第三节　比价新理论在医疗服务价格调整中的应用及注意事项

一、探索建立分类的标化价值测算办法，基于标化价值开展价格调整

现行价格定价理论中，边际成本定价法是理想条件下最优资源配置的方法，但当该方法定价产生的亏损不能由财政进行补偿时，拉姆齐定价模型则是较优的定价方法。拉姆齐定价模型采用定价高于边际成本的策略，定价高出的幅度依赖于该项目的需求弹性，弹性越大，距离越近；弹性越小，距离越大。如基本医疗服务价格偏离其边际成本的比例应该高于特需医疗服务价格偏离其边际成本的比例[4]。由于我国公立医院基本建设和大型设备购置、重点学科发展、公共卫生服务、符合国家规定的离退休人员费用和政策性亏损补贴等投入由政府负责，采用以医院全成本核算等医疗服务定价策略不符合实际，其

固定资产折旧及无形资产分摊等纳入项目收费存在不合理之处。因此,建议采用基于变动成本的拉姆齐定价方法开展定价。

医疗服务项目中综合服务类、中医类、手术类等项目价值主要以技术劳务为主,医技诊疗类医疗服务以物耗为主。标化价值的测算应结合不同项目的特点分类制定。其中,医技诊疗类医疗服务具有种类方法繁多、检验步骤各不相同、新设备试剂快速发展等特点,各个实验室所开展的检验服务项目所采用的方法、工具、仪器、标本种类和规模差异很大,传统的成本核算下各医院差异很大,以平均成本指导定价易带来补偿不足及过量等问题。国内一项研究发现医技诊疗类医疗服务适合按基本工序和标化路径测算,并分为分析前、分析中、分析后,共享程序等环节[5]。一项凝血酶原时间成本核算发现耗材、人力及设备折旧占比大[6];另一项检验项目全成本核算中耗材成本、劳务费、设备折旧占总成本近90%[7];本书以建立标化实验室配置、工作量及薪酬为切入点,探索建立了医技诊疗类医疗服务标化测算模型,并通过典型项目分类测算和关键价值变量测算的思路,简化了测算过程,克服了现行成本核算中人力成本参数偏低、固定资产部分估计不足等缺点,具有较好的应用价值。

将标化价值作为主要比价关系参考系而非定价模型,主要原因为各价值参数是标准化的,同实际仍有差距。如基本人力及耗时采用《国家2012版》系数,部分项目人力数及耗时数明显偏高,测算的标化价值偏高。因此,建议基于《国家2012版》,各地需要制定形成符合本地特点的医疗服务基本人力及耗时参数,并结合卫生事业薪酬改革方案实施情况,将标化价值作为比价关系测量和价格调整的新方法。

二、借鉴参考美国及我国台湾地区比价关系及国内价格水平,综合形成价格调整方案

美国及我国台湾地区实施的以资源为基础的相对价值比率(resource based relative value scale, RBRVS),充分反映了不同项目间的比价关系,并经过不断的修正逐步趋于合理。因此,借鉴其比价关系有一定的参考价值。但由于美国和我国台湾地区医疗服务体系有明显不同,医疗服务项目收费区分医生和医院,价格的项目名称、内涵及计价单位上也有较大差异。因此,比价研究时不建议直接照搬应用。对国内部分地区的医疗服务价格比价,有助于筛选确定定价远高于或远低于其他地区的项目,但具体定价仍应根据标化价值和实际成本来综合确定。

三、提升医疗服务项目定价精细化管理水平,完善收费管理维度

现行及新版项目规范中,在地区、初复诊、年龄及服务量等方面仍没有分类定价设计方案,医疗服务项目定价精细化管理水平仍有待于提升。我国医疗机构医技诊疗类医疗服务收入快速增长,2012 年较 2011 年增长 30.99%,2011~2012 年间年均增长率为 22.84%[8]。部分省(自治区、直辖市)和地区医院实验室收入占医疗总收入的比重较大,如山西省某医院化验费用占全部住院费用的 40.24%[9]。由于我国尚没有单独对医技诊疗类医疗服务支付进行限制和规范,医保管理经办机构基本被动埋单,导致了过度和不合理检验广泛存在,医疗资源浪费严重。建议借鉴国际经验,如美国医疗服务收费引入质量管理,对诊治的病例 20 天内重复住院不再收费,区别初、复诊收费标准[10]。我国台湾地区对不同门诊服务量下分段收费、单独制定偏远地区收费水平等,也可供我们借鉴。一方面,建议在价格标准中逐步引入临床指南等手段,限制和约束不合理诊断项目开展,同时,引入批量折扣、个人最高支付检验次数等理念,形成分类支付体系。另一方面,政府应加强医疗行为监管,通过信息化和制度建设,引导医务人员合理开展诊疗行为。

四、加强价格相关部门的联动和评估,引导公立医院提升内涵建设

一是医疗服务价格调整与公立医院取消药品零差率、医务人员薪酬、医保支付方式改革联动,建立以医务人员目标薪酬为导向、医保可承受的定价及调整模式。二是加强影响评估。对可能涉及的大病病种、自费比例高的项目进行深入分析,对三级综合和专科、二级综合和专科医院等要分别进行测算,对医保基金收支结构开展预算影响分析。对补偿率低的应制定过渡性的财政补偿方案。三是要加强公立医院考核管理,规范以药养医、以耗材养医等行为,促进公立医院结构转型和内涵建设。

-------------------- **参 考 文 献** --------------------

[1] 国家发展和改革委员会,卫生部,国家中医药管理局.关于规范医疗服务价格管

理及有关问题的通知［EB/OL］. http：//www. ndrc. gov. cn/rdzt/2012xxgkgz/jgsfxxgk/201205/t20120510_499420. html［2017－08－01］.

［2］上海市卫生和计划生育委员会. 上海市医疗机构医疗服务项目和价格汇编［EB/OL］. http：//www. wsjsw. gov. cn/ylsfbz/index. html［2017－10－01］.

［3］王海银,金春林,王惟,等. 上海医疗服务价格比价体系构建［J］. 中华医院管理杂志,2015,31(8)：627－630.

［4］贾洪波,刘玮玮. 医疗服务价格管制：理论模型与我国的改革取向［J］. 中国卫生经济,2013,07：29－31.

［5］黄文瑶,徐小平. 以工时为指标实现对临床检验人员绩效的量化考核研究［J］. 现代检验医学杂志,2007,06：121－123.

［6］邹珺,吴华章,王书平,等. 凝血酶原时间(PT/INR)实验室检测项目的成本核算研究［J］. 卫生经济研究,2011,06：31－34.

［7］黄文瑶,张道生,耿肇平,等. 通过三年资料实证医院检验科常规项目全成本［J］. 基层医学论坛,2006,15：726－727,729.

［8］李欣,于丽华,张振忠. 我国医疗服务检验项目现状及定价政策［J］. 中国卫生经济,2015,07：38－41.

［9］山西省物价局课题组. 医疗服务价格问题研究［J］. 中国价格监督检查,2013(3)：28－32.

［10］Miller HD. From Volume to Value：Better Ways to Pay for Health Care［J］. Health Aff, 2009, 28(5)：1418－1428.

第二章 基于比价新理论的医疗服务价格动态调整机制构建

　　2016 年以来,我国公立医院补偿逐步由服务项目收费、药品加成收入和政府补助三个渠道转变为服务项目收费和财政补助两个渠道[1]。国务院 2016 年发布的《"十三五"深化医药卫生体制改革规划》中提出通过规范诊疗行为、医保控费等降低药品、耗材等费用,进一步完善药品和高值医用耗材集中采购制度,公立医院通过药品、耗材等渠道进行补偿的空间逐渐被压缩。我国公立医院财政补助收入在公立医院补偿中占比仍较小,2016 年为总收入的 9. 5%[2]。因此,医疗服务价格成为我国公立医院补偿机制改革的重要支撑。国内一项调查发现全国 30 个省(自治区、直辖市)288 家医疗机构所在地区医疗服务价格没有固定调整周期或调整周期在两年以上[3],医疗服务价格动态调整机制缺乏成为制约当前改革的瓶颈,是当前迫切需要研究的重要领域。本文在梳理国内外经验的基础上,从内涵、设计框架、标准方法、流程等维度构建提出我国医疗服务价格动态调整机制,为我国医疗服务价格改革提供支撑。

第一节 国内外医疗服务价格动态调整进展及经验

　　国际上医疗服务价格调整机制建设相对较成熟。如美国每年发布新的医疗服务价格目录(Medicare Physician Fee Schedule, MPFS),以反映新增项目和需要调整的项目,并建立相应的相对点值体系;每 5 年对目录全部进行修订一次。美国医疗服务价格的动态调整主要通过成立国家相对价值更新委员会(Relative Value Scale Update Committee, RUC),有序组织项目编码、点数测算及审议投票[4]。澳大利亚通过成立独立医院定价管理局(The Independent Hospital Pricing Authority, IHPA),负责确定公立医院服务的全国指导价格

（national efficient price，NEP），每年都会更新并发布澳大利亚公立医院服务定价框架（Pricing Framework for Australian Public Hospital Services），明确该财政年度内的定价原则、政策及方法等。通过对公立医院服务进行分类、成本核算、收集数据等活动，合理确定公立医院医疗服务指导价格[5]。日本每两年根据不同侧重对诊疗报酬点数进行调整。医疗服务价格调整以日本内阁根据调整年度预算编制做出的调整比例为前提，医疗保险部门及医疗部门通过社会保障审议会对基本卫生政策进行讨论，并研究制定调整基本方针，最后由中央社会保险医疗协议会实施有关具体诊疗报酬点数设定的审议事项[6]。

国内总体来看价格动态调整机制建设尚比较薄弱。如一项调查显示 2009 年以来国内 13 个地区只调整过 1 次医疗服务价格，7 个地区调价 2 次，2015 年以来的调整均主要是弥补取消药品加成的损失[7]。部分地区逐步动态调整医疗服务价格，积累了一定的机制建设经验。如上海市每年调整医疗服务价格，基于比价模型和 SPEED 动态调整框架，采用分步实施、稳步推进的策略，逐步理顺比价关系[8]。深圳市医疗服务价格实际调价空间根据改革后的药品降价幅度与公立医院的采购量确定，在 2017 年两批次分别调整 833 项和 761 项[9]。内蒙古自治区 2016 年全面调整医疗服务价格，并顺利实施了《国家 2012 版》，2018 年对部分服务项目及其价格进行调整完善，加强医疗服务收费与医保付费政策的有效衔接[10]。但同国外相比，我国在调价管理流程、标准科学设定、跟踪评估等方面没有规范的制度约束。

结合国际经验来看，我国可以参考借鉴的主要有以下几点：① 建立明确的价格调整周期；② 定期开展项目点数或成本测算，作为价格调整的循证支撑；③ 设定价格调整空间、比例及原则，指导价格方案设计；④ 多利益方参与，如多数涉及临床专家、医保、物价管理者等。

第二节　我国医疗服务价格动态调整机制构建

医疗服务价格动态调整机制是指对政府定价的基本医疗服务项目建立流程清晰、管理规范及协调有序的价格调整方法，矫正医疗服务价格长期不调整及不合理调整的弊端，使医疗服务价格同社会经济发展、公立医院综合改革相适应，促进医疗服务价格管理灵活、科学及规范化。动态调整机制的内涵及关键要素主要包括两个方面：一是价格动态调整的管理框架和制度安排，包括调整参与主体,调整周期,动态调整的流程,动态调整原则,动态调整框架及关键要素;二是价格动态调整的标准,包括建立医疗服务价格调整标准及方法学模型等,进而形成系统、科学及规范的调整流程和办法。衡量医疗服务价格动态调整是否成功则主要取决于三个方面,即是否确保医疗机构良性运行、医保基金可承受及群众负担总体不增加。

一、医疗服务价格动态调整机制的管理和理论框架

(一)管理框架

医疗服务价格动态调整机制主要涵盖调整空间及原则、调整标准及方案、调整管理及实施、调整监测与评估等四大环节。每个环节内容均设定相应的流程及方法学,四个环节相互关联且形成闭环。其中,调整方案中项目的筛选是基于多方参与的流程设计,需有明确的方法及循证数据支撑;调整标准设定受调整空间、行业发展、调整目标等关键变量影响,同时结合预期影响结果进行调整;调整管理及实施包括管理的流程方案、分工及实施方案;调整监测与评估涉及数据监测平台开发及定期影响评估,问题及建议反馈等;评估发现的问题同项目筛选相联系,指导下一轮调整改革,形成动态调整闭环管理(图2-1)。

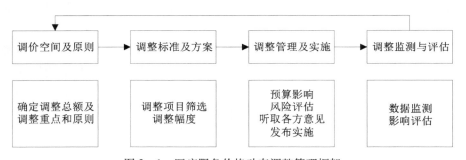

图2-1　医疗服务价格动态调整管理框架

(二)理论框架

医疗服务价格动态调整的理论框架是建立基于比价关系和价格水平比较的 SPEED 框架模型[11]。在该模型指导下,调价空间(S)主要依赖于医药改革挤出药品、耗材水分,以及带量权重下医疗服务标化价值和现行价格差距建立的调价空间总额;调价价格(P)需要根据分级诊疗、服务模式及公立医院补偿进展综合设定,形成调整解决的关键方向和领域。通过标化价值比值比筛选

确定分步调整的项目和设定调价建议。预算影响和风险评估是事先评估,数据监测和影响评估是事中、事后评估(E),两者通过建立证据决策数据支持平台(E)实现。价格调整实施方案包括调整的流程、参与主体、调整周期(D)等,这些依赖于规范来保障其动态可持续(图2-2)。

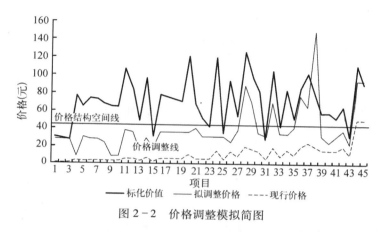

图2-2　价格调整模拟简图

价格结构空间线(ΔP)是指根据医药分开改革方案产生的价格调整总额(ΔC),初步匡算的项目价格增量空间。其中,$\sum Q$是指所有医疗服务项目服务量总和:

$$\Delta P = \frac{\Delta C}{\sum Q}$$

二、医疗服务价格动态调整流程及制度安排

建立医疗服务价格动态调整流程,设定不同参与主体的分工和责任,规范调整的程序和周期。根据多利益方参与的程度及管理改革情况,综合提出医疗服务价格动态调整委员会为主的流程管理模式。

其中,省(自治区、直辖市)发展和改革委员会物价及医改部门根据改革进程综合确定调价空间;医疗服务价格动态调整委员会筛选确定拟调整医疗服务项目及建议价格;省(自治区、直辖市)发展和改革委员会物价部门审议确定价格及组织卫生健康委员会(简称"卫生健康委")、医保部门开展影响分析及风险评估;省(自治区、直辖市)政府医疗服务价格调整专题会议审议确定价格方案,组织听取社会各方意见及建议,修订完善方案后发布实施(图2-3)。

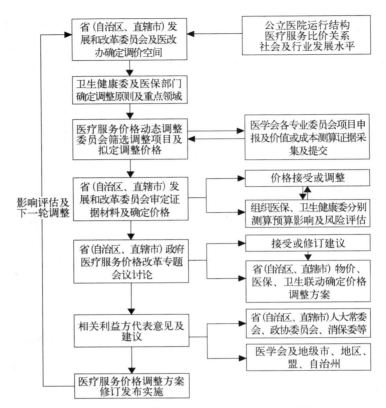

图 2-3　医疗服务价格动态调整流程基本框架

（一）每两年确定调价空间

省（自治区、直辖市）发展和改革委员会和医改部门每两年确定新一轮价格改革的空间。空间的确定主要依据两个方面：① 根据社会经济发展（GDP 增长率、CPI 水平），发展医疗卫生事业改革进展（收入及支出增长率），卫生总费用结构，医院收支结构（包括医疗服务、药品及耗材收入占比变化等）。② 根据各地医疗服务比价研究及成本核算结果，综合匡算可调价总额及各服务项目板块的总额。

（二）卫生健康委及医保部门联合确定调价原则及重点领域

卫生健康委及医保部门根据两年监测评估和各方反应情况，结合上一轮调整存在的问题和现实要解决的突出矛盾，发布新一轮价格调整的原则，以及需重点调整的领域。

（三）构建医疗服务价格动态调整委员会运作机制

各省（自治区、直辖市）应建立医疗服务价格动态调整委员会,其主体可由医学会专业团体组成,负责建议调整项目及调整价格。医疗服务价格动态调整委员会由医学会设定的各临床专科和社区卫生服务代表组成,代表涵盖各级医疗机构,每个领域1~2名。设主任委员和委员会委员。医学会的各专业委员会作为动态调整的常设咨询委员会。调整项目的提议采用申报和提交证据的形式。由医学会各专业委员会每年定期负责对本领域需调整的医疗服务项目进行提议和证据采集,采集的模板由政府统一设定,涵盖基本人力及耗时、技术难度、风险程度及关键物耗要素等（图2-4）。

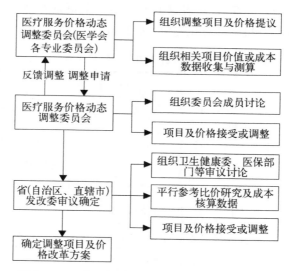

图2-4　医疗服务价格动态调整委员会运作框架

（四）建立医疗服务价格动态调整外部参与机制

省（自治区、直辖市）发展和改革委员会形成价格调整方案后,应广泛听取省（自治区、直辖市）人民代表大会常务委员会[简称"省（自治区、直辖市）人大常委会"]、中国人民政治协商会议省（自治区、直辖市）委员会[简称"省（自治区、直辖市）政协委员会"]及省（自治区、直辖市）消费者权益保护委员会[简称"省（自治区、直辖市）消保委"]等相关机构的意见和建议,在价格方案实施前建立内部申述机制,对各方意见和建议综合考虑,保证价格改革的平稳实施。

　　各地可根据管理实际,选择可行的流程和管理模式。倡导有条件地区建立多利益方参与的管理模式。通过医生团体广泛参与,调整项目申请及价值测算证据提交,多学科的共同商议及外部意见收集,使得医疗服务价格动态调整更能服务临床实际。

（五）医疗服务价格动态调整时间节点

　　将医疗服务价格调整流程及时间节点规范化和常态化。建议每2年各省（自治区、直辖市）集中动态调整一次,每5年国家对价格目录进行更新一次。每2年的调整过程中,10个月用于各专业咨询委员会内的调整提议和项目价值或成本测算;2个月用于医疗服务价格动态调整委员会的审议和讨论;3个月用于省（自治区、直辖市）发展和改革委员会审批及组织影响测算;3个月用于听取外部相关机构的意见建议（表2-1）。

表2-1　医疗服务价格动态调整时间节点设定

调整时间节点	调 整 活 动
调整前两年	省（自治区、直辖市）发展和改革委员会及医改办提出本轮调价空间及各板块分配预算额
调整前一年11~12月	医疗服务价格各专业咨询委员会组织项目提议及价格建议
调整前一年1~10月	医学会各专业委员会提交项目申报及价值或成本测算证据
1月下旬	医疗服务价格调整委员会报送本轮调整项目及拟定价格
2~4月下旬	省（自治区、直辖市）发展和改革委员会组织卫生健康委、医保部门与审议确定调价项目及幅度 省（自治区、直辖市）组织卫生健康委、医保部门与开展预算影响及风险评估
5~6月	报省（自治区、直辖市）政府专题会议讨论审定方案
7~9月	听取省（自治区、直辖市）人大常委会、政协委员会、消保委等意见 听取医学会,各地级市、地区、盟、自治州政府建议
10~11月	发布医疗服务价格调整通知
12月	发布新闻发布稿及问答

三、医疗服务价格调整项目筛选和价格标准设定

　　根据医疗服务项目价值构成特点,可以将医疗服务分为以技术劳务为主和以物耗为主两大类,分别建立相应的价值测算模型。其中,标化技术劳务价值主要依据基本人力消耗及耗时测定,同时考虑技术难度及风险程度[12];标

化物耗价值以直接物耗成本代替,主要测定直接变动成本,如内含一次性耗材和低值易耗品等,不含可另外收费的卫生材料费和其他费用。医技诊疗类医疗服务等价值构成中设备、试剂等物耗成本占较大比例,且工作流程化特点突出,可以建立标化的实验室模型设定各类投入配置参数,通过分析前、分析中和分析后的流程梳理和关键价值变量选择,构建测算分析框架。同时,基于各级医院真实数据的加权平均值和基本人力和耗时调查确定模型参数,进而计算得出该类项目的标化价值。

项目筛选可以价格水平差和标化价值比值比综合判断和筛选调整项目。调整项目筛选原则为:① 比值比<0.5;② 现行价格低于标化价值。建议调整价格测算公式为:调整价格=现行价格+(标化价值−现行价格)×α,α 系数确定主要依据调价总额和标化价值和现行价格差值为调价空间,来实现分步调整。

第三节　医疗服务价格动态调整机制实施建议

一、各省(自治区、直辖市)建立动态调整的改革文件,从政策上有保障和约束

从各省(自治区、直辖市)价格调整进展来看,多数省(自治区、直辖市)每3~5 年进行调整,部分省(自治区、直辖市)调整周期长达 10 年,各地缺乏有明确关于实行价格动态调整的政策文件。《医疗服务价格改革指导意见》明确提出建立动态调整机制,对于各省(自治区、直辖市)开展医疗服务价格动态调整有很好的指导和促进作用。但价格制定和调整的主体责任在于地方省(自治区、直辖市),因此,建议各地切实建立关于推进动态调整的政策文件和指导意见,从政策上进行约束和保障价格改革的实施。

二、逐步形成规范有序的动态调整流程和管理机制

从各地的改革实践来看,我国尚缺乏规范有序的动态调整流程和管理机制。多地仍采用简单平移或普涨普降的管理策略,定性和专家咨询仍是当前改革的主要依据。建议各地应加强医疗服务价格调整机制的研究和制定,结

合当地实际,参考本书提出的多利益方参与的流程和节点,将动态调整规范和流程化,以保障价格平稳有序持续推进。

三、加强医疗服务价格调整的科学性和方法学建设

从目前已调整价格的省(自治区、直辖市)实践来看,医疗服务价格标准制定多缺乏科学依据和方法学模型支撑,调整项目及幅度多为参考其他省(自治区、直辖市)制定,科学实证研究较少[13]。建议国家或省(自治区、直辖市)层面加强比价和成本核算研究,建立基于数据支撑的医疗服务价格动态调整模式,避免出现不良社会事件。

四、加强医保支付标准同步建设和管理,优化项目支付条件

我国的医保支付多为定价后的被动按比例支付[14],医保支付标准同价格制定高度相关,价格的合理程度直接影响医保的支付标准。建议医保部门一方面积极参与到医疗服务价格的制定过程中,充分考虑价格标准对医保及医院行为的影响;另一方面,加强精细化管理,考虑整合临床指南等专业文件,对项目支付进行条件约束和限制,控制不合理医疗行为及医疗资源浪费。

参 考 文 献

[1] 杨婷婷,张建华.公立医院医疗服务价格的政策梳理及问题探讨[J].中国卫生经济,2015,34(12):66-68.

[2] 国家卫生和计划生育委员会财务司.2016 年全国卫生计生财务年报资料(上册)[R].北京:国家卫生和计划生育委员会,2017.

[3] 许坦,祁旺,黄晓春,等.医疗服务价格动态调整机制调查研究.中国卫生经济,2017,36(1):67-69.

[4] AmanjitBaadh, Yuri Peterkin, Melanie Wegener, et al. The Relative Value Unit: History, Current Use, and Controversies [J]. Current Problems in Diagnostic Radiology, 2016, 45(2): 128-132.

[5] Australia Independent Hospital Pricing Authority. Technical Specifications 2016-17 National Pricing Model[EB/OL]. https://www.sciencedirect.com/science/article/pii/S0363018815300104[2016-12-31].

[6] 张莹.日本医疗服务价格政策分析[J].中国卫生经济,2010,29(9):36-37.

［7］ 王滢,杨练,孙群,等.新医改以来我国医疗服务调价政策研究［J］.中华医院管理杂志,2017,33(9)：641－644.

［8］ 金春林,彭颖,王海银.上海价格改革为什么稳［J］.中国卫生,2016,8：100－101.

［9］ 健康报.深圳医疗价格改革完成三步走［EB/OL］.http：//www.jkb.com.cn/news/industryNews/2018/0112/424195.html［2018－03－21］.

［10］ 新华社.内蒙古完善补偿机制逐步理顺医疗服务价格［EB/OL］.http：//m.xinhuanet.com/health/2017－11/22/c_1121991450.htm［2018－03－21］.

［11］ 金春林,王惟,龚莉,等.我国医疗服务项目价格调整进展及改革策略［J］.中国卫生资源,2016,19(2)：83－86.

［12］ 王海银,金春林,王惟,等.上海医疗服务价格比价体系构建［J］.中华医院管理杂志,2015,31(8)：627－630.

［13］ 吕兰婷,王虎峰.公立医院医疗服务价格调整难点及推进策略［J］.中国医院管理,2015,35(7)：1－4.

［14］ 朱恒鹏,昝馨,林绮晴.医保如何助力建立分级诊疗体系［J］.中国医疗保险,2015,6：9－11.

应用篇

第三章 上海市中医类、综合类及医技诊疗类医疗服务价格比价实证

第一节 中医类医疗服务价格比价

中医是在长期医疗实践中逐步形成并发展成的医学理论体系,是我国医疗服务体系的重要组成部分[1],在传染病和慢性病防治方面发挥了重要作用,如在脑血管疾病,骨骼、关节和肌肉系统疾病、多发性硬化症等领域被广泛应用[2-3]。由于中医类医疗服务长期定价偏低及缺乏有效的动态调整机制[4-6],以及传统成本核算方法没有体现中医学技术劳务价值等因素,使得我国中医发展明显滞后于西医。世界卫生组织 2014 年制定了《世卫组织 2014—2023 年传统医学战略》[世界卫生大会关于传统医学的决议(WHA62. 13)],强调会员国积极主动制定政策并实施行动计划,加强替代医学和民族医药在维护人民健康方面发挥的作用[7]。在 2015 年中国卫生与健康大会上,习近平同志指出要坚持预防为主,中西医并重,将健康融入所有政策。2016 年出台了《中医药发展战略规划纲要 2016—2030 年》[8]和颁布了《中华人民共和国中医药法》[9],明确大力发展中医药事业,并实现了中医药领域立法的重大突破。

在此改革背景下,如何建立科学适宜的中医类医疗服务价格调整管理机制,以促进中医类医疗服务价格调整及管理模式转变,对推动我国中医的发展有重大的指导意义。2012 年国家发展和改革委员会、国家卫生和计划生育委员会、国家中医药管理局发布《国家 2012 版》,要求各省(自治区、直辖市)开展医疗服务价格项目清理规范工作及新版项目规范应用[10-11]。上海市是我国最优质的医疗资源集中地之一,医疗服务管理同全国绝大多数省(自治区、直辖市)一致,中医类医疗服务价格调整对全国具有较好的引领和影响力。因此,本书以中国上海市为例,基于《国家 2012 版》探索建立中医医疗服务标化

价值比价模型,为建立符合中医学科特点和价值特征的价格管理机制提供循证依据。

一、基本情况

以《国家2012版》为基础,上海与国家中医类医疗服务中基本一致项目144项(具体项目见附表1),占总项目数45%;可对接项目共包括七类,分别为中医外治、中医骨伤治疗、针刺与灸法、中医推拿治疗、中医肛肠治疗、中医特殊治疗和中医综合。其中,中医骨伤治疗、中医推拿治疗及中医外治,分别占项目总数的78.6%、65.7%和45.7%(表3-1)。

表3-1 《上海2014版》与《国家2012版》项目规范目录对接

项目类别	《国家2012版》项目数(项)	对接项目数*(项)	占比(%)
中医外治	35	16	45.7
中医骨伤治疗	70	55	78.6
针刺与灸法	70	19	27.1
中医推拿治疗	67	44	65.7
中医肛肠治疗	41	3	7.3
中医特殊治疗	20	6	30.0
中医综合	19	1	5.3
总　计	322	144	44.7

*对接项目数指的是《上海2014版》与《国家2012版》可对接的项目。

二、现行价格与标化价值比较

中医类医疗服务标化价值主要由标化技术劳务价值构成,其平均占比为89%。其中,中医肛肠治疗直接物耗占比较高,为80%。其他各类项目技术劳务价值占比均高于85%。最高为针刺与灸法,为97%(表3-2)。

中医类医疗服务现行价格水平偏低,现行价格平均为标化价值的56%。其中,针刺与灸法、中医特殊治疗、中医骨伤治疗及中医综合项目偏低明显,最低仅为标化价值的3%。如经皮穿刺管状骨骨折闭合复位内固定术需要3个医生和1个护士,耗时50分钟,技术难度和风险程度评分分别为70和58,技术难度和风险程度调整系数为0.8,标化价值为1205元,现行价格仅为150

元,现行价格为标化价值的 12%。项针治疗需要 1 个医生,耗时 20 分钟,技术难度和风险程度评分分别为 53 和 40,技术难度和风险程度调整系数为 0.7,标化价值为 77 元,现行价格仅为 20 元,现行价格为标化价值的 26%。内养功治疗需要 1 个医生和 1 个护士,耗时 30 分钟,技术难度和风险程度评分分别为 77 和 40,技术难度和风险程度调整系数为 0.7,标化价值为 201 元,现行价格仅为 6 元,现行价格仅为标化价值的 3%。中医推拿治疗现行价格同标化价值基本相同,为标化价值的 96%(表 3－3,50/52×100%),如头痛推拿治疗需要 1 个医生,耗时 15 分钟,技术难度和风险程度评分分别为 38 和 14,技术难度和风险程度调整系数为 0.4,标化价值为 51 元,现行价格仅为 55 元,现行价格较标化价值高 8%(具体各项目及测算过程见附表 1)。

表 3－2 《上海 2014 版》与《国家 2012 版》项目中医类
对接项目现行价格及标化价值

项目类别	现行价格 (元)*	标化价值 (元)**	标化技术劳务价值 (占比%)	直接物耗成本 (占比%)
针刺与灸法	24	142	138(97)	5(3)
中医肛肠治疗	120	696	137(20)	559(80)
中医骨伤治疗	98	521	484(93)	38(7)
中医特殊治疗	6	102	98(96)	4(4)
中医推拿治疗	48	58	51(88)	7(12)
中医外治	39	191	180(94)	11(6)
中医综合	3	54	51(94)	3(6)
总　计	62	276	246(89)	30(11)

＊现行价格是指《上海 2014 版》中项目价格,是当前公立医院收费价格。
＊＊标化价值是标化技术劳务价值和直接物耗成本之和。统计数字为各类项目的平均值,具体各项目及测算过程见附表 1。

表 3－3 《上海 2014 版》与《国家 2012 版》项目中医类
对接项目现行价格及标化价值比较

项目类型	样本量(项)	现行价格(元)*		标化价值(元)**	
		中位数	四分位间距	中位数	四分位间距
针刺与灸法	19	10	5	67	25
中医肛肠治疗	3	100	140	751	270
中医骨伤治疗	55	100	90	512	471
中医特殊治疗	6	6	1	96	192
中医推拿治疗	44	50	15	52	7.5

项目类型	样本量（项）	现行价格（元）*		标化价值（元）**	
		中位数	四分位间距	中位数	四分位间距
中医外治	16	11	24	63	87
中医综合	1	2.5	0	52	0
合 计	144	52.5	80	94.5	371

* 现行价格是指《上海 2014 版》中项目价格，是当前公立医院收费价格。

** 标化价值是标化技术劳务价值和直接物耗成本之和。统计数字为各类项目的平均值，具体各项目及测算过程见附表 1。

三、调整项目筛选及建议价格

构成比比值低于 0.5 和价格水平均偏低的项目有 79 项，占总对接项目数的 55%。中医骨伤、针刺与灸法、中医外治类项目占比较高，分别占筛选项目数的 50.6%、20.2% 和 17.7%。筛选项目的平均比值比为 0.27。其中，中医综合、中医特殊治疗、针刺与灸法比值比较低，最低为 0.08。建议的价格增幅平均为 234%，最低值为中医推拿治疗，增幅为 79%，最高为中医特殊治疗，增幅为 713%（附表 2）。如下桡尺关节脱位手法整复术现行价格为 24 元，标化价值为 601 元，价格差值为 577 元，建议提高 173 元（差值的 30%），建议价格为197 元，增幅为 721%。中药化腐清创术（特大）现行价格为 192 元，标化价值为 1 330 元，价格差值为 1 138 元，建议提高 341 元（差值的 30%），建议价格为533 元，增幅为 178%。雷火灸治疗现行价格为 15 元，标化价值为 112 元，价格差值为 97 元，建议调高 29 元（差值的 30%），建议价格为 44 元，增幅为 194%（具体各项目及测算过程见附表 2）。

四、调整前后项目比价关系

按建议价格调整后项目间比价分布集中趋势趋向于 1，现行价格与建议调整价格的比值比分布差异有统计学意义（$t = -10.5677$，$P < 0.01$）。其中，数据转换后现行价格比值比主要集中在 0.5 和 1.4，建议调整价格集中在 0.8 和1.4。建议调整价格的数据离散度变小，调整后四分位间距为 0.29，现行价格下为 0.62（图 3-1）。现行价格比值比均数为 0.27，建议价格调整后为 0.69。从各类别来看，中医综合、中医特殊治疗、针刺与灸法比值比变化明显，分别由

0.08、0.08、0.24 转变为 0.57、0.57 和 0.68（表 3−4）。如下桡尺关节脱位手法整复术比值比由 0.07 转变为 0.56，颈椎小关节紊乱推拿治疗由 1.39 转变为 1.34，内养功治疗由 0.05 转变为 0.55（具体项目见附表 3）。

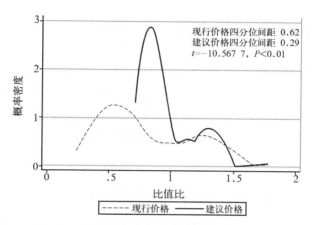

图 3−1　现行价格及建议价格下比值比分布变化

表 3−4　优先调整项目筛选、建议增幅及调整后比值比均数

项目类型	数量（占比%）	现行价格均数*	现行价格比值均数**	标化价值均值#	标化价值比值均数##	比值比均数&	建议增幅（%）•	调整后比值比均数◈◈
针刺与灸法	16(20.2)	16	0.29	160	1.70	0.24	215	0.68
中医肛肠治疗	3(3.8)	120	2.26	696	7.40	0.31	189	0.72
中医骨伤治疗	40(50.6)	94	1.77	614	6.53	0.27	228	0.69
中医特殊治疗	4(5.1)	6	0.11	149	1.58	0.08	713	0.57
中医推拿治疗	1(1.3)	55	1.04	200	2.13	0.49	79	0.85
中医外治	14(17.7)	34	0.64	191	2.03	0.34	132	0.74
中医综合	1(1.3)	3	0.05	54	0.57	0.08	618	0.57
合　计	79(100)	62	1.17	414	4.41	0.27	234	0.69

＊ 现行价格均数是指七大类中医类对接项目中优先筛选出调整项目的现行收费价格均数，现行价格数据来自《上海2014版》。

＊＊ 现行价格比值均数是各筛选项目现行价格与现行价格均数的比值，是一个相对比值指标。

＃ 标化价值均数是各对接项目中筛选项目的标化价值均数，标化技术劳务价值和直接物耗成本之和。

＃＃ 标化价值比值均数是各筛选项目标化价值与标化价值均数的比值，是一个相对比值指标。

＆ 比值比均数是指现行价格比值均数除以标化价值比值均数，其值小于1提示现行价格偏低，是比价关系指标。统计数字为各类项目的平均值，具体各项目及测算过程见附表1。

• 建议增幅（%）是指建议价格相对现行价格的增长幅度（%）。具体各项目测算过程及建议价格见附表2。

◈◈ 调整后比值比均数是指按照建议价格下各类别项目的比值比均数。具体各项目建议价格下比值比见附表3。

现行价格比值比集中于 0.5 和 1.4，建议价格下比值比分布向 1 集中，分布集中于 0.7 和 1.4，四分位间距由 0.62 减少到 0.29。两者差异有统计学意义（$t=-10.5677$，$P<0.01$）

五、中医类医疗服务定价优化政策建议

公立中医医院是中国中医医疗服务提供主体，由于中医类项目数量少、定价偏低及长期缺乏调整，中医医院逐步西化现象突出，中医学科发展滞后严重。中医医院的西药、医技诊疗类医疗服务及外科手术收入比重逐步增加，中医类医疗服务项目应用及其收入占比逐步降低，是当前中国需要解决的重要课题[18,19]。

（一）建立医疗服务价格分层体系，区分技术劳务和物耗

结果显示中医类项目的价值构成主要以技术劳务为主。如针刺与灸法技术劳务价值占比为 97%，中医推拿治疗占比为 88%，中医综合占比为 94%，结果同中医医疗服务学科特点相吻合。采用现行的成本核算方法不能较好地反映医务人员技术劳务价值，测算结果同中医类医疗服务项目标化价值存在较大偏差[20,21]。本书证实现行价格中没有充分体现技术劳务价值。如中医特殊治疗平均价格为 6 元，直接物耗价值为 4 元，标化技术劳务价值为 98 元，现行价格主要体现物耗价值，未充分考虑技术劳务价值。具体以雷火灸治疗为例，其现行价格为 15 元，标化价值为 112 元，其中，直接物耗成本为 11 元，技术劳务价值为 101 元（需要投入 1 个医生 30 分钟时间，技术难度和风险程度评分分别为 46 和 24），项目定价主要考虑了耗材价格，没有考虑测算技术劳务价值。当前，我国各省医疗服务价格体系为单一价格，没有区分价值的内部构成，如技术劳务及物耗等。本书创新地对技术劳务价值和直接物耗成本分别进行了测算分析，建立了基于标化价值比价模型下的医疗服务调整方法学体系。国际上以美国为主的国家采用相对点数的定价理论体系，该体系中，每个相对价值（relative value，RVU）值包括工作量点数（work RVU）、成本点数（practice expense RVU）和医疗责任险点数（professional liability insurance RVU）[22,23]。本书首次对我国价值构成进行了区分，形成了涵盖技术劳务价值和物耗价值两类价值体系。由于目前国内医疗责任险初步发展，尚不是价值体系的主要构成部分，因此本书中标化价值未纳入医疗责任险。

（二）基于比值比筛选调整项目，以现行价格同标化价值差距作为空间，逐步动态调整优化

本书发现中医类医疗服务现行价格与标化价值差距大，现行定价明显偏低。如针刺与灸法标化价值为现行价格的 6.7 倍，中医肛肠治疗为 7.5 倍，中医骨伤治疗为 5.1 倍，中医综合为 20 倍。如经皮穿刺管状骨骨折闭合复位内固定术，其需要 3 个医生和 1 个护士，耗时 50 分钟，技术难度和风险程度评分分别为 70 和 58，按照上海市薪酬改革水平测算，其标化价值为 1 205 元，而现行价格仅为 150 元，标化价值为现行价格的 8 倍。中国山东省一项中医成本调查发现各类医疗机构针刺与灸法和中医综合均低于成本，其中，市级医院灸法成本回收率为 32%，中医外治约为 35%，乡镇卫生院中医综合成本回收率仅为 7%[24]；重庆市中医类医疗服务成本测算显示中医类收费价格普遍偏低，尤其是中医类手术、治疗项目。成本核算价是现行价格的 2~5 倍[25]。标化价值测算结果同以往调查研究结果相近。

本书从分步调整，逐步理顺比价关系的角度入手，依据劳动价值理论，借鉴 RBRVS 相对系数和临床标准路径思想，探索将《国家 2012 版》中价值要素数据和地方省（自治区、直辖市）薪酬改革数据相结合，快速测量医疗服务技术劳务价值。同时参考拉姆齐定价理论[26]，关注医疗服务边际资源投入价值及合理的比价关系。建立了基于比值比的调整方法模型。理论上如果现行价格间比价关系同标化价值相近，则其比值比主要集中于 1 的对称分布。如比值远低于 1，说明其定价明显偏低，基于比值比数据可以筛选确定优先调整项和理顺比价关系。本书发现现行价格比价关系不合理。如中药封包治疗（小）现行价格为 6 元，标化价值为 35 元，现行价格比值为 0.11，标化价值比为 0.37，比值比为 0.3。腰肌劳损推拿治疗现行价格为 50 元，标化价值为 61 元，现行价格比值为 0.94，标化价值比值为 0.65，比值比为 1.45。

基于制定的筛选标准，共筛选出 79 项优先需要调整的项目，主要类别包括中医骨伤治疗、中医外治、针刺与灸法等类别。其次，本书发现现行价格与标化价值差距大，直接调整至标化价值会导致价格波动大。如中药化腐清创术（特大）现行价格为 192 元，测算的标化价值为 1 330 元，如直接调整为标化价值其增幅为 590%，绝对增量 1 138 元。踝关节骨折脱位手法整复术现行价格为 156 元，标化价值为 1 208 元，如直接调整为标化价值其增幅为 670%，绝对增量 1 052 元。因此，本书提出将现行价格同标化价值差距作为

空间,设定相应的调整系数,逐步调整至标化价值目标。如以上中药化腐清创术(特大)和踝关节骨折脱位手法整复术分别调整价格为533元和471,增幅分别为178%和201%。建议价格中中医特殊治疗和中医综合治疗增幅明显偏高,分别为713%和618%,与其现行价格明显偏低有关。如内养功治疗由6元调整为65元,其标化价值为201元,价格增量为59元,增幅为975%,人工煎药由2.5元调整为18元,标化价值为54元,价格增量为15.5元,增幅为618%。其增幅高是由于现行价格定价明显偏低,但其建议调整价格绝对值并非异常大,均在可接受的范围内,且距离目标价值还有一定的空间。因此,本书提出的建议价格是合理的。另外从建议价格下的比价关系看,建议价格下比值比分步趋向于1,从现行的0.27增加至0.69,离散度从0.62降低到0.29。比值比的分布拟合明显优化,提示该筛选调整机制及建议价格是合理可行的。因此,建议其他地区可参考该模型,结合本地参数进行测算和筛选,分步分批调整医疗服务价格。

　　总体来看,本研究建立了《国家2012版》和《上海2014版》对接数据库,包括144项中医类医疗服务的价值测算数据库,基于标化价值比价模型,共筛选出79项优先调整项目,建议价格增幅平均为234%,在建议价格下中医类医疗服务间的比价关系得到明显优化($P<0.01$)。研究结果证实基于标化价值比价模型下的分布调整策略是科学适宜的新型方法学体系,建议其他地区参考该模型,建立本地价值体系,逐步建立动态调整机制。

第二节　综合类医疗服务价格比价

　　综合类医疗服务是《国家2012版》的分类为基础,不同于现行的《上海2014版》。其涵盖多个系统的项目。本书以二、三级医院的69项技术劳务为主的项目进行比价分析。

一、基本情况

　　以《国家2012版》项目为基础,二、三级公立医院共分别对接69项以技术劳务为主的医疗服务项目。其中,涵盖外科、内科、医技及综合四个系统的综合类医疗服务项目(表3-5)。如医技类为疑难病理读片会诊,内科类为新生儿换血术、新生儿辐射抢救治疗。

第三章

表 3-5　二、三级公立医院 69 项综合医疗服务项目分布 *

系　统　类　别	项　目　数　量(项)	比例(%)
外科	7	10.1
内科	2	2.9
医技	1	1.5
综合	59	85.5
合计	69	100

*二、三级公立医院涵盖的项目类型一致,不含床位费。

二、现行价格与标化价值比较

69 项以技术劳务为主的综合类医疗服务

采用二级公立医院住院诊查费和三级公立医院住院诊查费为基线项目,对二、三级公立医院分别进行比价。总体来看,二、三级公立医院比价关系基本一致,比值比低于 1 的项目为主,护理及抢救比值比明显偏低,离体残肢处理、气管切开护理偏高。

1. 二级公立医院 69 项以技术劳务为主的综合类医疗服务

二级公立医院 69 项综合类医疗服务中,上海现行价格有 63 项低于标化价值,约占 91%。价格偏高的项目分别为离体残肢处理、清洁灌肠、中心静脉穿刺置管术、气管切开护理、导尿。以二级公立医院住院诊查费为基线项目,计算现行价格与标化价格比值比发现,现行价格比值关系同标化价值差距明显。比值比低于 1 的项目有 52 项,约占 75%。其中,护理、换药、清创缝合、注射、抢救等项目明显比值偏低。护理和抢救仅为 0.06 和 0.04。比值比偏高的项目包括离体残肢处理、气管切开护理、洗胃、院际会诊、胃肠减压等,离体残肢处理最高,为 4.15(表 3-6)。

表 3-6　二级公立医院上海现行价格与标化价值及比值比

项　目　名　称	计价单位	现行价格(元)	标化价值(元)	现行比值	标化比值	比值比
离体残肢处理	次	60	25	6.7	1.6	4.15
清洁灌肠(经口全消化道清洁洗肠)	次	40	27	4.4	1.7	2.54
中心静脉穿刺置管术	次	150	116	16.7	7.5	2.22

项　目　名　称	计价单位	现行价格（元）	标化价值（元）	现行比值	标化比值	比值比
气管切开护理	日	50	43	5.6	2.8	2.02
离体残肢处理（死婴料理）	次	30	28	3.3	1.8	1.87
导尿	次	20	19	2.2	1.3	1.78
气管切开护理（气管插管护理）	日	50	54	5.6	3.5	1.59
一般专项护理	次	10	12	1.1	0.7	1.48
副主任医师（含）以上（院际会诊）	科/次	100	120	11.1	7.7	1.44
副主任医师（含）以上（院际中医辨证论治会诊）	科/次	100	120	11.1	7.7	1.44
急诊观察室诊查费二级医院	日	20	28	2.2	1.8	1.24
洗胃（人工）	次	50	70	5.6	4.5	1.23
洗胃（电动）	次	50	70	5.6	4.5	1.23
鼻饲管置管	次	20	31	2.2	2.0	1.11
胃肠减压	日	16	27	1.8	1.7	1.02
住院诊查费二级医院（西医）	日	9	16	1.0	1.0	1.00
住院诊查费二级医院（中医）	日	9	16	1.0	1.0	1.00
灌肠（一般）	次	15	27	1.7	1.7	0.95
尸体料理	次	50	100	5.6	6.4	0.86
持续膀胱冲洗	日	24	54	2.7	3.5	0.76
急诊诊查费二级医院（中医）	次	12	28	1.3	1.8	0.75
动静脉置管护理（动脉）	日	5	12	0.6	0.7	0.74
清洁灌肠	次	40	93	4.4	6.0	0.74
静脉输液	次	8	19	0.9	1.3	0.71
主治医师（院际会诊）	科/次	60	150	6.7	9.7	0.69
主治医师（院际中医辨证论治会诊）	科/次	60	150	6.7	9.7	0.69
副主任医师（含）以上（疑难病理读片会诊）	科/次	100	266	11.1	17.2	0.65
引流管冲洗（护理）	日	8	23	0.9	1.5	0.59
吸痰护理	次	5	16	0.6	1.0	0.56
专家门诊诊查费二级医院副主任医师（中医）	次	16	53	1.8	3.4	0.52
专家门诊诊查费二级医院主任医师（中医）	次	19	67	2.1	4.3	0.49

项　目　名　称	计价单位	现行价格(元)	标化价值(元)	现行比值	标化比值	比值比
普通门诊诊查费二级医院(中医)	次	12	44	1.3	2.9	0.47
专家门诊诊查费二级医院副主任医师(西医)	次	14	53	1.6	3.4	0.45
动静脉置管护理(静脉)	日	5	19	0.6	1.3	0.44
主任医师门诊诊察费二级医院主任医师(西医)	次	17	67	1.9	4.3	0.44
普通门诊诊查费二级医院(西医)	次	10	44	1.1	2.9	0.39
灌肠(保留灌肠治疗)	次	15	70	1.7	4.5	0.37
吸痰护理(呼吸机)	次	5	23	0.6	1.5	0.37
急诊诊查费二级医院(西医)	次	10	47	1.1	3.0	0.37
新生儿换血术	次	300	1 861	33.3	120.1	0.28
肛管排气	次	6	39	0.7	2.5	0.27
小清创缝合	次	50	359	5.6	23.2	0.24
小换药	次	10	75	1.1	4.9	0.23
中换药	次	15	113	1.7	7.3	0.23
大清创缝合	次	180	1 356	20.0	87.5	0.23
一般健康体检	次	10	78	1.1	5.0	0.22
阴道灌洗上药	次	3	27	0.3	1.7	0.19
中清创缝合	次	100	904	11.1	58.3	0.19
膀胱冲洗	次	6	54	0.7	3.5	0.19
灌肠(三通氧气灌肠治疗)	次	15	140	1.7	9.0	0.19
肌肉注射(皮内注射)	次	1	12	0.1	0.7	0.15
肌肉注射(皮下注射)	次	1	12	0.1	0.7	0.15
肌肉注射	次	1	12	0.1	0.7	0.15
肠内高营养治疗	次	5	58	0.6	3.8	0.15
静脉注射	次	2.5	31	0.3	2.0	0.14
一般物理降温(擦浴降温)	次	3	39	0.3	2.5	0.13
引流管冲洗(更换)	次	2	39	0.2	2.5	0.09
大换药	次	20	452	2.2	29.2	0.08
特级护理	日	36	871	4.0	56.2	0.07

项　目　名　称	计价单位	现行价格（元）	标化价值（元）	现行比值	标化比值	比值比
新生儿护理	日	14	369	1.6	23.8	0.07
造瘘护理	日	3	81	0.3	5.3	0.06
静脉输液（静脉输血）	次	5	140	0.6	9.0	0.06
静脉输液（加压快速输血）	次	5	140	0.6	9.0	0.06
Ⅰ级护理	日	14	407	1.6	26.2	0.06
特大换药	次	30	904	3.3	58.3	0.06
Ⅱ级护理	日	12	363	1.3	23.4	0.06
Ⅲ级护理	日	10	340	1.1	21.9	0.05
新生儿辐射抢救治疗	日	50	2 234	5.6	144.1	0.04
抢救	次	60	2 772	6.7	178.8	0.04

2. 三级公立医院 69 项以技术劳务为主的综合类服务比较

三级公立医院 69 项中综合医疗服务中，上海现行价格有 68 项低于标化价值，约占 99%。价格偏高的项目为离体残肢处理。以三级公立医院住院诊查费为基线项目，计算现行价格与标化价格比值比发现，现行价格比值关系同标化价值差距明显。比值比低于 1 的项目有 53 项，约占 77%。其中，抢救、护理、静脉输液、换药、清创缝合、注射等项目明显比值偏低，护理和抢救分别为 0.05 和 0.03。比值比偏高项目有离体残肢处理、清洁灌肠、气管切开护理、院际会诊等，离体残肢处理最高，为 3.73（表 3-7）。

表 3-7　三级公立医院上海现行价格与标化价值及比值比

项　目　名　称	计价单位	现行价格（元）	标化价值（元）	现行比值	标化比值	比值比
离体残肢处理	次	60	37	6	1.6	3.73
清洁灌肠（经口全消化道清洁洗肠）	次	40	40	4	1.8	2.28
中心静脉穿刺置管术	次	150	172	15	7.5	2.00
气管切开护理	日	50	63	5	2.8	1.82
离体残肢处理（死婴料理）	次	30	41	3	1.8	1.68
导尿	次	20	29	2	1.3	1.60
气管切开护理（气管插管护理）	日	50	80	5	3.5	1.43
一般专项护理	次	10	17	1	0.7	1.33

续 表

项 目 名 称	计价单位	现行价格(元)	标化价值(元)	现行比值	标化比值	比值比
副主任医师(含)以上(院际会诊)	科/次	100	177	10	7.7	1.30
副主任医师(含)以上(院际中医辨证论治会诊)	科/次	100	177	10	7.7	1.30
急诊观察室诊查费三级医院	日	21	41	2.1	1.8	1.18
洗胃(人工)	次	50	103	5	4.5	1.11
洗胃(电动)	次	50	103	5	4.5	1.11
鼻饲管置管	次	20	46	2	2.0	1.00
住院诊查费三级医院(西医)	日	10	23	1	1.0	1.00
住院诊查费三级医院(中医)	日	10	23	1	1.0	1.00
胃肠减压	日	16	40	1.6	1.8	0.91
急诊诊查费三级医院(中医)	次	16	41	1.6	1.8	0.90
灌肠(一般)	次	15	40	1.5	1.8	0.86
尸体料理	次	50	148	5	6.4	0.78
持续膀胱冲洗	日	24	80	2.4	3.5	0.69
动静脉置管护理(动脉)	日	5	17	0.5	0.7	0.67
清洁灌肠	次	40	138	4	6.0	0.67
静脉输液	次	8	29	0.8	1.3	0.64
主治医师(院际会诊)	科/次	60	222	6	9.6	0.62
主治医师(院际中医辨证论治会诊)	科/次	60	222	6	9.6	0.62
副主任医师(含)以上(疑难病理读片会诊)	科/次	100	394	10	17.2	0.58
普通门诊诊查费三级医院(中医)	次	16	66	1.6	2.9	0.56
专家门诊诊查费三级医院副主任医师(中医)	次	19	79	1.9	3.4	0.55
引流管冲洗(护理)	日	8	35	0.8	1.5	0.53
专家门诊诊查费三级医院主任医师(中医)	次	22	98	2.2	4.3	0.51
吸痰护理	次	5	23	0.5	1.0	0.50
专家门诊诊查费三级医院副主任医师(西医)	次	17	79	1.7	3.4	0.50
普通门诊诊查费三级医院(西医)	次	14	66	1.4	2.9	0.49
主任医师门诊诊察费三级医院主任医师(西医)	次	20	98	2	4.3	0.47

续　表

项　目　名　称	计价单位	现行价格（元）	标化价值（元）	现行比值	标化比值	比值比
急诊诊查费三级医院（西医）	次	14	70	1.4	3.0	0.46
动静脉置管护理（静脉）	日	5	29	0.5	1.3	0.40
灌肠（保留灌肠治疗）	次	15	103	1.5	4.5	0.33
吸痰护理（呼吸机）	次	5	35	0.5	1.5	0.33
新生儿换血术	次	300	2 756	30	120.0	0.25
肛管排气	次	6	57	0.6	2.5	0.24
小清创缝合	次	50	532	5	23.2	0.22
中换药	次	15	167	1.5	7.3	0.21
大清创缝合	次	180	2 008	18	87.5	0.21
小换药	次	10	112	1	4.9	0.21
一般健康体检	次	10	115	1	5.0	0.20
中清创缝合	次	100	1 339	10	58.3	0.17
膀胱冲洗	次	6	80	0.6	3.5	0.17
阴道灌洗上药	次	3	40	0.3	1.8	0.17
灌肠（三通氧气灌肠治疗）	次	15	207	1.5	9.0	0.17
肌肉注射（皮内注射）	次	1	17	0.1	0.7	0.13
肌肉注射（皮下注射）	次	1	17	0.1	0.7	0.13
肌肉注射	次	1	17	0.1	0.7	0.13
肠内高营养治疗	次	5	86	0.5	3.8	0.13
静脉注射	次	2.5	46	0.25	2.0	0.13
一般物理降温（擦浴降温）	次	3	57	0.3	2.5	0.12
引流管冲洗（更换）	次	2	57	0.2	2.5	0.08
大换药	次	20	669	2	29.2	0.07
特级护理	日	36	1 290	3.6	56.2	0.06
新生儿护理	日	14	546	1.4	23.8	0.06
造瘘护理	日	3	121	0.3	5.3	0.06
静脉输液（静脉输血）	次	5	207	0.5	9.0	0.06
静脉输液（加压快速输血）	次	5	207	0.5	9.0	0.06
Ⅰ级护理	日	14	602	1.4	26.2	0.05

项 目 名 称	计价单位	现行价格(元)	标化价值(元)	现行比值	标化比值	比值比
特大换药	次	30	1 339	3	58.3	0.05
Ⅱ级护理	日	12	537	1.2	23.4	0.05
Ⅲ级护理	日	10	503	1	21.9	0.05
新生儿辐射抢救治疗	日	50	3 308	5	144.1	0.03
抢救	次	60	4 105	6	178.8	0.03

3. 上海现行价格与标化价值同我国台湾地区比价关系

上海同我国台湾地区共有比价项目30项。以气管切开护理为基线项目（两者之间价格及内涵较一致，住院诊查内涵差异较大），以二级医院为例，21项标化价值比值比较现行价格比值比更接近于1，占70%。项目类别包括护理、诊查、胃肠减压、静脉输液等。参照我国台湾地区比价关系，现行价格的比值比偏低。特别是护理、诊查和物理降温等。部分标化价值比值比偏高，如特大换药、大换药、大清创缝合、中清创缝合、中换药、Ⅰ级护理、小换药、Ⅱ级护理、特级护理、Ⅲ级护理及小清创缝合等（表3-8、表3-9）。

表3-8　二级医院综合类医疗服务上海与我国台湾地区比价关系

项 目 名 称	现行价格(元)	我国台湾地区点数	标化价值(元)	现行价与我国台湾地区比值比	标化价值与我国台湾地区比值比
气管切开护理	50	50	43	1.00	1.00
大清创缝合	180	616	1 356	0.29	2.58
特大换药	30	104	904	0.29	10.18
副主任医师(含)以上(院际会诊)	100	367	120	0.27	0.38
中换药	15	63	113	0.24	2.10
中清创缝合	100	468	904	0.21	2.26
小换药	10	47	75	0.21	1.88
导尿	20	94	19	0.21	0.24
大换药	20	104	452	0.19	5.09
一般专项护理	10	64	12	0.16	0.21
小清创缝合	50	350	359	0.14	1.20
灌肠(一般)	15	123	27	0.12	0.26

续　表

项　目　名　称	现行价格（元）	我国台湾地区点数	标化价值（元）	现行价与我国台湾地区比值比	标化价值与我国台湾地区比值比
中心静脉穿刺置管术	150	1 400	116	0.11	0.10
胃肠减压	16	150	27	0.11	0.21
静脉输液	8	75	19	0.11	0.30
鼻饲管置管	20	195	31	0.10	0.19
清洁灌肠	40	392	93	0.10	0.28
特级护理	36	576	871	0.06	1.77
Ⅰ级护理	14	230	407	0.06	2.07
Ⅱ级护理	12	230	363	0.05	1.85
膀胱冲洗	6	95	54	0.06	0.67
持续膀胱冲洗	24	383	54	0.06	0.17
引流管冲洗（护理）	8	128	23	0.06	0.21
急诊观察室诊查费二级医院	20	333	28	0.06	0.10
一般物理降温（擦浴降温）	3	56	39	0.05	0.81
普通门诊诊查费二级医院（西医）	10	228	44	0.04	0.23
Ⅲ级护理	10	230	340	0.04	1.73
住院诊查费二级医院（西医）	9	333	16	0.03	0.05
急诊诊查费二级医院（西医）	10	478	47	0.02	0.12
新生儿护理	14	1 706	369	0.01	0.25

表 3-9　三级医院综合类医疗服务上海与我国台湾地区比价

项　目　名　称	现行价格（元）	我国台湾地区点数	标化价值（元）	现行价与我国台湾地区比值比	标化价值与我国台湾地区比值比
特级护理	36	576	1 290	0.06	1.77
Ⅰ级护理	14	230	602	0.06	2.07
Ⅱ级护理	12	230	537	0.05	1.85
Ⅲ级护理	10	230	503	0.04	1.73
新生儿护理	14	1 706	546	0.01	0.25
气管切开护理	50	50	63	1.00	1.00
一般专项护理	10	64	17	0.16	0.21

项 目 名 称	现行价格(元)	我国台湾地区点数	标化价值(元)	现行价与我国台湾地区比值比	标化价值与我国台湾地区比值比
中心静脉穿刺置管术	150	1 400	172	0.11	0.10
大清创缝合	180	616	2 008	0.29	2.58
中清创缝合	100	468	1 339	0.21	2.26
小清创缝合	50	350	532	0.14	1.20
特大换药	30	104	1 339	0.29	10.18
大换药	20	104	669	0.19	5.09
中换药	15	63	167	0.24	2.10
小换药	10	47	112	0.21	1.88
胃肠减压	16	150	40	0.11	0.21
一般物理降温(擦浴降温)	3	56	57	0.05	0.81
引流管冲洗(护理)	8	128	35	0.06	0.21
灌肠(一般)	15	123	40	0.12	0.26
清洁灌肠	40	392	138	0.10	0.28
导尿	20	94	29	0.21	0.24
膀胱冲洗	6	95	80	0.06	0.67
持续膀胱冲洗	24	383	80	0.06	0.17
普通门诊诊查费三级医院(西医)	14	228	66	0.06	0.23
急诊诊查费三级医院(西医)	14	478	70	0.03	0.12
急诊观察室诊查费三级医院	21	353	41	0.06	0.09
住院诊查费三级医院(西医)	10	353	23	0.03	0.05
副主任医师(含)以上(院际会诊)	100	367	177	0.27	0.38
静脉输液	8	75	29	0.11	0.30
鼻饲管置管	20	195	46	0.10	0.19

4. 上海现行价格与标化价值同美国比价关系

上海同美国共有比价项目17项。以导尿为基线项目(两者之间价格及内涵较一致,无住院诊查费对应项),9项标化价值比值比较现行价格比值比更接近于1,占53%。项目类别包括诊查费、肌肉注射、静脉输液等。参照美国比价关系,现行价格的比值比多数偏低。特别是诊查费、肌肉注射及膀胱冲洗等。多项标化价值比值比偏高,如抢救,主任医师、专家门诊诊察费及静脉注射等(表 3 - 10)。

表 3 - 10　综合服务类上海与美国比价

项 目 名 称	上海价格(元)	美国点值*	标化价值(元)	现行比值比	标化比值比
主任医师门诊诊察费二级医院主任医师(西医)	17	0.2	67	2.13	8.57
中心静脉穿刺置管术	150	2.5	116	1.50	1.20
导尿	20	0.5	19	1.00	1.00
静脉输液	8	0.2	19	1.00	2.50
专家门诊诊查费三级医院副主任医师(西医)	17	0.5	79	0.85	4.07
胃肠减压	16	0.5	27	0.80	1.40
鼻饲管置管	20	0.8	31	0.63	1.00
抢救	100	4.5	2 772	0.56	15.88
主任医师门诊诊察费三级医院主任医师(西医)	20	1	98	0.50	2.53
静脉注射	2.5	0.2	31	0.31	3.99
普通门诊诊查费二级医院(西医)	10	0.9	44	0.28	1.27
普通门诊诊查费三级医院(西医)	14	1.4	66	0.25	1.22
膀胱冲洗	6	0.9	54	0.17	1.55
急诊诊查费二级医院(西医)	10	1.5	47	0.17	0.81
急诊诊查费三级医院(西医)	14	2.1	70	0.17	0.86
肌肉注射	1	0.2	12	0.13	1.49
专家门诊诊查费二级医院副主任医师(西医)	14	3.2	53	0.11	0.43

* 指工作量点数(work RVU)。

三、调整项目筛选及调价空间

(一) 优先调整护理费等比值比偏低的项目

综合标化价值和比价关系结果,建议分步调整比价关系不合理的项目,对现行价格与标化价值比值比低于 1 的项目应予以调升,高于 1 的项目应予以调降。建议首先大幅调整护理(0.07)及远低于 1 的项目,如特级护理、新生儿护理、Ⅰ 级护理、Ⅱ 级护理、Ⅲ 级护理,调价幅度可在 2~3 倍以上;同时,对于低于 0.5 以下的项目优先考虑,如肌肉注射、静脉注射、一般物理降温、大抢救、抗肿瘤化学药物配置、大换药、静脉高营养治疗及特大换药,调整幅度可在1~2倍以上。其次,对部分价格高于标化价值的,且比价关系不合理的项目如离体残肢处理、中心静脉穿刺置管术、气管切开护理、导尿及会诊费(副主任以上)等进行合理降价。床位费方面,建议提高三级医院C等病房、三级医院急诊观察室简易床位费、三级医院急诊观察室及新生儿床位费,特别是三级医院急诊观察室简易床位费。

(二)确定调价的目标空间

根据现行价格与标化价值的比价关系,计算将现有比值比调整到1的价格,即目标调整价格。以特级护理为例,将现有比值比0.07调整到1时,特级护理的价格应设定为514元。目标价格即为调价空间,具体调价的幅度需要结合医药分开及上海市3年价格调整计划具体设定(表3-11)。

表3-11　部分综合类技术劳务项目的调价空间

项　目　名　称	单位	现行价格(元)	目标价格(元)	现行与标化价值比值比
特级护理	日	36	514	0.07
新生儿护理	日	14	200	0.07
造瘘护理	日	3	50	0.06
静脉输液(静脉输血)	次	5	83	0.06
静脉输液(加压快速输血)	次	5	83	0.06
Ⅰ级护理	日	14	233	0.06
特大换药	次	30	500	0.06
Ⅱ级护理	日	12	200	0.06
Ⅲ级护理	日	10	200	0.05
新生儿辐射抢救治疗	日	50	1 250	0.04
抢救	次	60	1 500	0.04

四、综合类医疗服务定价优化政策建议

(一)综合类医疗服务价格及比价关系不合理,需分步分批调整

上海综合类医疗服务现行价格偏低,比价关系不合理。结果同国内相关研究结论基本一致。国内一项研究显示护理费普遍较低,不能体现护理服务

的劳务价值[27]。国内一项护理价格相关分析结果显示国内 7 项调查研究均提出现行护理收费价格远低于实际护理成本,护理价格明显偏低[28]。另一项研究显示我国护理费的平均成本回收率为 62.04%[29]。一项重庆与广州的比价研究显示等级护理成本与实际收费差大,护理收费明显偏低,且存在部分护理项目比价关系不合理的现象[30]。四川一项调查显示静脉输血和静脉输液的实际护理成本为每次 35 元和 15 元[31],本研究为 173 元和 22 元,提示现行价格均明显偏低。另一项广州中山市 18 项综合类项目调查发现现行综合类项目价格均低于成本[32];本书发现我国台湾地区及美国的比价关系同现行价格与标化价值的构成比比值结果一致,提示当前价格在水平和结构上均存在不合理。

由于综合类项目使用范围广和应用频次高,价格调整对医院和长期护理等患者影响大。建议综合考虑调价空间、现行价格水平同标化价值差值和比价关系,分步分批调整。对于比值比偏离度大的项目,增幅比例要高,比值比偏离度小的项目,增幅比例低,以理顺比价关系。同时,对可能加重患者负担的项目,需通过调整医保支付政策进行补偿,避免出现不良社会事件。

(二)优化价格测算数据参数,提高测算结果的准确性

本书发现部分项目的成本与标化价值差距较大,一方面与主要采用《国家 2012 版》参数,仅少部分进行调整有关,需要结合上海实际对数据参数进行修正完善。另一方面,与成本数据有关,目前模型应用到五家医院数据,数据样本少,代表性和精确度尚有待提高。建议一是全面建立"上海市版"价值数据库,基于上海各类项目的投入标准进行标化测算和分析;二是对标化价值同成本差异度大的项目,对价值要素进行优化和矫正,同时扩展成本测算机构的样本量,以提高价格的准确性。

(三)建立医疗服务价格改革信息平台,开展事前、事后调整评估

建议建立医疗服务价格改革信息平台,动态采集不同层面的评估数据,包括总体水平和结构,单体医院运行数据及医疗服务项目运行数据等。及时开展医疗服务价格改革评估,包括以下几个方面:一是对患者负担的影响分析。对可能涉及的大病病种、自费比例高的、弱势群体常见的医疗服务项目要进行深入分析,测算平均住院日增加负担。二是对医院运行的影响分析。对三级综合、三级专科、二级综合、二级专科等要分别进行测算,采用宏观和单体医院相结合,采用总体和抽样相结合的原则进行,测算对医院收支结构的影响。三是开展医保收支和结构影响分析。测算价格调整对医保基金收支结构及项目行为等影响。

第三节　医技诊疗类医疗服务价格比价

一、医技诊疗类各板块项目测试参数设定及分类

医技诊疗类各板块项目每日总标本标化量设定(加权平均法和专家咨询)为 13 770 项。其中,生化类每日标本标化量为 7 100 项,免疫类每日标本标化量为 3 800 项,临检类每日标本标化量为 2 490 项,微生物类每日标本标化量为 250 项,分子诊断类每日标本标化量为 130 项(表 3 - 12)。

表 3 - 12　医技诊疗类各板块项目每日标本标化量及典型项目情况

板　　块	每日标本标化量(项)	典型项目数(个)
生化类	7 100	39
免疫类	3 800	45
临检类	2 490	17
微生物类	250	5
分子诊断类	130	19
合计	13 770	125

对各板块项目进行聚类,共涉及 611 项医技诊疗类项目。其中,免疫类 276 项,生物化学类 190 项,临检类 64 项,微生物类 58 项,分子诊断类 23 项(图 3 - 2)。

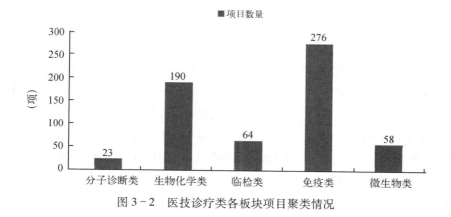

图 3 - 2　医技诊疗类各板块项目聚类情况

二、医技诊疗类项目比价结果

(一)总体比价情况

总体来看,现行价格同标化价值平均水平持平。其中,现行价格低于标化价值339项,占55.4%;高于标化价值项目273项,占44.6%。其中,微生物类项目均低于标化价值,其他类项目高低共存。从比价关系来看,构成比比值低于1的286项,占47%;构成比比值高于1的426项,占53%(图3-3)。

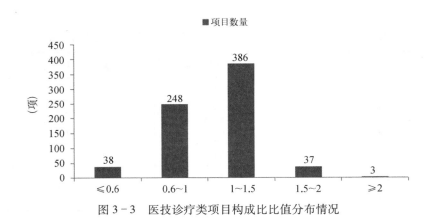

图3-3 医技诊疗类项目构成比比值分布情况

(二)医技诊疗类各板块项目比价情况

1. 生化类项目比价结果

生化类项目共测算42个典型项目,其中2项为新增项目,分别为色谱方法检测、质谱方法检测,目前尚无收费价格。

(1)将生化类40个典型项目的现行价格与标化价值进行比较

水平上,40个典型项目中,20个项目现行价格低于标化价值,20个项目现行价格高于标化价值;现行价格与标化价值偏离范围在0.04~69.47之间,偏离程度在0.18%~40.99%之间。结构上,40个典型项目中,比值比小于1的12项,比值比大于1的28项,比值比分布范围在0.61~1.38之间;现行价格低于标化价值中的12项比值比小于1,现行价格高于标化价值的20个项目比值比全部大于1(表3-13)。

表3-13　生化类典型项目现行价格与标化价值比较结果

序号	项 目 名 称	现行价格（元）	标化价值（元）	现行价格与标化价值偏离度（%）	比值比
1	免疫球蛋白亚类定量测定（散射比浊法）	100	169.47	-40.99	0.61
2	α巨球蛋白（散射比浊）检测	15	19.51	-23.12	0.80
3	化疗药物-紫杉醇（血浆）检测	200	245.27	-18.46	0.85
4	血清前白蛋白（透射比浊）检测	10	12.02	-16.82	0.87
5	血清肌酸激酶同工酶电泳分析（琼脂糖电泳分析）检测	40	48.04	-16.74	0.87
6	治疗药物浓度-地高辛（血清）检测	70	81.42	-14.03	0.89
7	血清血管紧张素转化酶检测	20	22.38	-10.64	0.93
8	α1抗胰蛋白酶（散射比浊）检测	25	27.62	-9.49	0.94
9	糖缺失性转铁蛋白（散射比浊）检测	100	108.68	-7.99	0.96
10	血同型半胱氨酸检测	120	129.85	-7.59	0.96
11	免疫抑制药物-FK506（全血）检测	200	212.27	-5.78	0.98
12	超敏C-反应蛋白检测	30	31.59	-5.04	0.99
13	AMY（速率法）检测	15	15.37	-2.42	1.02
14	ALT（酶法、速率法、化学法）	5	5.12	-2.38	1.02
15	总补体测定（CH50）（透射法）	20	20.44	-2.16	1.02
16	尿微量白蛋白检测	40	40.75	-1.85	1.02
17	轻链KAPPA、LAMBDA定量（透射法）	40	40.75	-1.85	1.02
18	尿蛋白电泳分析（琼脂糖电泳分析）检测	100	101.74	-1.71	1.02
19	脑脊液寡克隆电泳分析（琼脂糖电泳分析）检测	300	303.14	-1.04	1.03
20	载脂蛋白A1（透射比浊）检测	20	20.04	-0.21	1.04
21	血清胱抑素（cystatin C）检测	50	49.91	0.18	1.04
22	Crea（酶法）检测	8	7.87	1.62	1.06
23	血游离脂肪酸检测	60	58.91	1.85	1.06
24	血气分析检测	30	29.43	1.93	1.06
25	血清α-L-岩藻糖苷酶检测	30	29.26	2.52	1.07
26	免疫球蛋白IgG（透射法）	20	19.38	3.19	1.07
27	β2微球蛋白（散射比浊）检测	50	48.15	3.84	1.08
28	免疫固定电泳分析（琼脂糖电泳分析）检测	220	209.15	5.19	1.09

序号	项 目 名 称	现行价格（元）	标化价值（元）	现行价格与标化价值偏离度（%）	比值比
29	血清脂蛋白 α（散射比浊）检测	60	56.31	6.55	1.11
30	血清胱抑素（cystatin C）（散射比浊）检测	70	64.46	8.59	1.13
31	TG（化学法或酶法）检测	10	9.16	9.14	1.14
32	血浆氨（干化学）检测	40	34.97	14.40	1.19
33	抗内因子抗体测定（透射法）	80	69.18	15.64	1.20
34	轻链 KAPPA、LAMBDA 定量（散射法）	40	34.55	15.77	1.20
35	视黄醇结合蛋白（散射比浊）检测	40	33.38	19.82	1.25
36	血清蛋白电泳分析检测	25	20.45	22.24	1.27
37	ALT（干化学）检测	15	12.18	23.20	1.28
38	血清肌酸激酶-MB 同工酶活性（干化学）检测	60	48.55	23.60	1.29
39	免疫球蛋白 IgG（散射法）	30	23.67	26.73	1.32
40	载脂蛋白 A1（散射比浊）检测	30	22.60	32.73	1.38

（2）对生化类 42 个典型项目的标化价值构成进行分析

各项目物耗成本占比为 29.34%～99.24%，超过 88% 的项目物耗成本占项目总成本比例在 70% 以上；人力成本占比在 0.23%～69.06% 之间，除 6 个项目人力成本占项目总成本比例在 10% 以上，其他 36 个项目人力成本占比均 10% 以下，色谱方法检测、质谱方法检测两个新增项目人力成本占较高，分别为 51.17% 和 69.06%；间接成本占比在 0.53%～31.48% 之间，除 6 个项目间接成本占项目总成本比例在 10% 以上，其他 36 个项目间接成本占比均在 10% 以下。此外，各项目检测试剂成本占总成本比例在 4.19%～81.50% 之间，超过 80% 的项目试剂成本占比在 50% 以上，9 个项目试剂成本占比超过 70%（表 3－14）。

表 3－14　生化类典型项目标化价值构成表

序号	项 目 名 称	物耗成本占比（%）	人力成本占比（%）	间接成本占比（%）	其中：检测试剂占总成本比例（%）
1	脑脊液寡克隆电泳分析（琼脂糖电泳分析）检测	99.24	0.23	0.53	81.50
2	免疫固定电泳分析（琼脂糖电泳分析）检测	98.90	0.33	0.77	78.75

序号	项 目 名 称	物耗成本占比（%）	人力成本占比（%）	间接成本占比（%）	其中：检测试剂占总成本比例（%）
3	免疫球蛋白亚类定量测定（散射比浊法）	98.39	0.65	0.95	55.54
4	血同型半胱氨酸检测	97.90	0.85	1.24	67.95
5	尿蛋白电泳分析（琼脂糖电泳分析）检测	97.74	0.68	1.59	69.38
6	糖缺失性转铁蛋白（散射比浊）检测	97.50	1.02	1.48	54.12
7	治疗药物浓度-地高辛（血清）检测	96.66	1.36	1.98	57.80
8	抗内因子抗体测定（透射法）	96.07	1.60	2.33	68.02
9	血清胱抑素（cystatin C）（散射比浊）检测	95.78	1.72	2.50	76.65
10	血游离脂肪酸检测	95.38	1.88	2.74	59.91
11	血清肌酸激酶同工酶电泳分析（琼脂糖电泳分析）检测	95.21	1.44	3.36	48.98
12	血清脂蛋白α（散射比浊）检测	95.17	1.97	2.86	75.21
13	血清胱抑素（cystatin C）检测	94.55	2.22	3.23	70.71
14	β2微球蛋白（散射比浊）检测	94.35	2.30	3.35	73.30
15	尿微量白蛋白检测	93.32	2.72	3.96	69.29
16	轻链KAPPA、LAMBDA定量（透射法）	93.32	2.72	3.96	69.29
17	化疗药物-紫杉醇（血浆）检测	92.27	7.07	0.66	52.76
18	轻链KAPPA、LAMBDA定量（散射法）	92.12	3.21	4.67	68.10
19	视黄醇结合蛋白（散射比浊）检测	91.85	3.32	4.83	56.39
20	血清肌酸激酶-MB同工酶活性（干化学）检测	91.79	4.89	3.32	72.70
21	超敏C-反应蛋白检测	91.38	3.51	5.10	67.03
22	免疫抑制药物-FK506（全血）检测	91.07	8.17	0.76	60.97
23	血气分析检测	90.75	3.77	5.48	71.95
24	血清α-L-岩藻糖苷酶检测	90.70	3.79	5.51	60.31
25	α1抗胰蛋白酶（散射比浊）检测	90.15	4.02	5.84	42.59
26	血清蛋白电泳分析检测	88.74	3.37	7.88	69.03
27	血浆氨（干化学）检测	88.60	6.79	4.61	53.83
28	免疫球蛋白IgG（散射法）	88.50	4.69	6.81	59.64
29	载脂蛋白A1（散射比浊）检测	87.96	4.91	7.13	62.46

序号	项 目 名 称	物耗成本占比(%)	人力成本占比(%)	间接成本占比(%)	其中：检测试剂占总成本比例(%)
30	血清血管紧张素转化酶检测	87.84	4.96	7.20	52.56
31	总补体测定(CH50)(透射法)	86.68	5.43	7.89	69.06
32	载脂蛋白 A1(透射比浊)检测	86.42	5.54	8.05	70.44
33	α 巨球蛋白(散射比浊)检测	86.05	5.69	8.26	36.18
34	免疫球蛋白 IgG(透射法)	85.96	5.72	8.32	60.70
35	AMY(速率法)检测	82.29	7.22	10.49	61.23
36	血清前白蛋白(透射比浊)检测	77.36	9.23	13.41	58.72
37	TG(化学法或酶法)检测	70.29	12.11	17.60	51.36
38	ALT(干化学)检测	67.27	19.49	13.24	48.31
39	Crea(酶法)检测	65.42	14.09	20.49	44.83
40	质谱方法检测	48.18	51.17	0.65	4.19
41	ALT(酶法、速率法、化学法)	46.86	21.66	31.48	18.37
42	色谱方法检测	29.34	69.06	1.60	10.34

2. 免疫类项目比价结果

免疫类项目共测算 46 个典型项目(29 个手工类项目、17 个机器类项目)，共计 2 015 项次数。其中 5 个项目为免疫类新增项目，分别为抗磷脂酶 A2 受体抗体(PLA2R)(ELISA 法)、抗磷脂酶 A2 受体抗体(PLA2R)(免疫荧光法)、可溶性生长刺激表达基因 2 蛋白检测(ELISA 法)、唾液酸化糖链抗原(化学发光)检测、缪勒管激素(化学发光)检测，目前尚无收费价格。

(1)将免疫类 41 个典型项目的现行价格与标化价值进行比较

水平上，41 个典型项目中，17 个项目现行价格低于标化价值，24 个项目现行价格高于标化价值；现行价格与标化价值偏离范围在 0.18~15.91 之间，偏离程度在 0.12%~20.99%之间。结构上，41 个典型项目中，比值比小于 1 的 19 项，比值比等于 1 的 3 项，比值比大于 1 的 19 项，比值比分布范围在 0.80~1.18 之间，现行价格与标化价值比较一致；现行价格低于标化价值的 17 个项目比值比全部小于 1，现行价格高于标化价值的 24 个项目中，比值比小于 1 的 2 项，比值比行等于 1 的 3 项，比值比大于 1 的 19 项(表3-15)。

表 3‑15　免疫类典型项目现行价格与标化价值比较结果

序号	项 目 名 称	现行价格（元）	标化价值（元）	现行价格与标化价值偏离度（%）	比值比
1	抗核抗体测定（ANA）（免疫荧光法）	25	30.56	−18.19	0.80
2	甲胎蛋白测定（AFP）为例（ELISA 法）	15	18.25	−17.81	0.80
3	ProGRP（化学发光）检测	40	46.53	−14.03	0.84
4	抗核抗体测定（ANA）（ELISA 法）	25	28.50	−12.28	0.86
5	抗中性粒细胞胞质抗体测定（ANCA）（ELISA 法）	40	44.12	−9.34	0.88
6	抗肾小球基底膜抗体测定（ELISA）	60	65.88	−8.93	0.89
7	TSH（化学发光）检测	32	35.03	−8.65	0.89
8	专项变应原（单价变应原）筛查（全定量荧光酶免法）	90	97.71	−7.89	0.90
9	乙型肝炎病毒外膜蛋白前 S1 抗原测定（ELISA 法）	20	21.41	−6.59	0.91
10	乙型肝炎表面抗原测定（HBsAg）化学发光法	26	27.55	−5.63	0.92
11	甲胎蛋白测定（AFP）（化学发光法）	32	33.62	−4.82	0.93
12	抗环瓜氨酸肽抗体（抗 CCP 抗体）测定（ELISA 法）	100	103.72	−3.59	0.94
13	吸入物变应原筛查（一般免疫学法）	20	20.63	−3.05	0.95
14	降钙素原（化学发光）检测	80	81.97	−2.40	0.95
15	快速血浆反应素试验（RPR）	15	15.36	−2.34	0.95
16	抗中性粒细胞胞质抗体测定（ANCA）免疫荧光法	40	40.82	−2.01	0.96
17	甲胎蛋白异质体测定	150	150.18	−0.12	0.97
18	甲状腺球蛋白 TG（化学发光）检测	64	63.05	1.51	0.99
19	病毒血清学试验	25	24.58	1.71	0.99
20	单纯疱疹病毒抗体测定（化学发光法）	60	58.68	2.25	1.00
21	严重急性呼吸综合征冠状病毒抗体测定为例（ELISA 法）	100	97.38	2.69	1.00
22	B 型钠尿肽前体（PRO‑BNP）（化学发光）检测	230	223.29	3.01	1.00
23	血清肌红蛋白（化学发光）检测	100	94.89	5.39	1.03
24	乙型肝炎表面抗原测定（HBsAg）	12	11.25	6.67	1.04

续 表

序号	项 目 名 称	现行价格（元）	标化价值（元）	现行价格与标化价值偏离度（%）	比值比
25	戊型肝炎抗体测定（Anti－HEV）	60	56.09	6.97	1.04
26	抗肾小球基底膜抗体测定（免疫荧光法）	60	55.94	7.26	1.05
27	人免疫缺陷病毒抗体测定（Anti－HIV）化学发光法	50	46.52	7.48	1.05
28	血清肌钙蛋白Ⅰ（化学发光）检测	120	111.58	7.55	1.05
29	丁型肝炎抗体测定	30	27.71	8.26	1.06
30	庚型肝炎 IgG 抗体测定（Anti－HGVIgG）	30	27.71	8.26	1.06
31	TT 病毒抗体检测	30	27.71	8.26	1.06
32	糖类抗原测定（化学发光法）	55	50.21	9.54	1.07
33	细胞角蛋白 19 片段测定（CYFRA21－1）（化学发光法）	100	91.29	9.54	1.07
34	抗核提取物抗体测定（抗 ENA 抗体）4 项	100	89.90	11.23	1.08
35	单纯疱疹病毒抗体测定（ELISA 法）	30	26.85	11.73	1.09
36	Anti－HAV（ELISA 法）	12	10.71	12.04	1.09
37	干扰素测定	40	35.52	12.61	1.10
38	铁蛋白测定（化学发光法）	40	35.03	14.19	1.11
39	丙型肝炎抗体测定（Anti－HCV）（化学发光法）	100	84.09	18.92	1.16
40	总前列腺特异性抗原测定（TPSA）（一般免疫学法，ELISA）	30	25.07	19.66	1.17
41	丙型肝炎抗体测定（Anti－HCV）（ELISA 法）	40	33.06	20.99	1.18

（2）对免疫类 46 个典型项目的标化价值构成进行分析

各项目物耗成本占比在 37.06%～99.26% 之间，超过 85% 的项目物耗成本占项目总成本比例在 70% 以上；人力成本占比在 0.38%～47.91% 之间，除 8 个项目人力成本占项目总成本比例在 20% 以上，其他 38 个项目人力成本占比均在 20% 以下；间接成本占比在 0.35%～15.03% 之间，除 3 个项目间接成本占项目总成本比例在 10% 以上，其他 43 个项目间接成本占比均在 10% 以下。由此可见，免疫类项目标化价值中物耗成本占比较大。特别是 5 个典型新增项目，物耗成本占比均在 98% 以上。此外，各项目检测试剂成本占总成本比例在 16.31%～83.94% 之间，超过 85% 的项目试剂成本占比在 50% 以上，13 个项目试剂成本占比超过 70%（表 3-16）。

表 3-16 免疫类典型项目标化价值构成表

序号	项 目 名 称	物耗成本占比（%）	人力成本占比（%）	间接成本占比（%）	其中：检测试剂占总成本比例（%）
1	唾液酸化糖链抗原（化学发光）检测	99.26	0.38	0.35	73.60
2	缪勒管激素（化学发光）检测	99.16	0.44	0.40	58.59
3	B 型钠尿肽前体（PRO-BNP）（化学发光）检测	98.49	0.78	0.72	76.40
4	可溶性生长刺激表达基因 2 蛋白检测（ELISA 法）	98.45	1.18	0.37	73.12
5	抗磷脂酶 A2 受体抗体（PLA2R）（免疫荧光法）	98.12	1.43	0.45	72.20
6	抗磷脂酶 A2 受体抗体（PLA2R）（ELISA 法）	98.10	1.44	0.45	72.78
7	血清肌钙蛋白 I（化学发光）检测	96.99	1.57	1.44	75.91
8	血清肌红蛋白（化学发光）检测	96.46	1.85	1.70	74.39
9	细胞角蛋白 19 片段测定（CYFRA21-1）（化学发光法）	96.32	1.92	1.76	77.32
10	丙型肝炎抗体测定（Anti-HCV）（化学发光法）	96.00	2.08	1.91	83.94
11	降钙素原（化学发光）检测	95.90	2.14	1.96	68.89
12	甲胎蛋白异质体测定	95.51	3.42	1.07	62.67
13	甲状腺球蛋白 TG（化学发光）检测	94.67	2.78	2.55	67.17
14	单纯疱疹病毒抗体测定（化学发光法）	94.27	2.99	2.74	70.17
15	抗环瓜氨酸肽抗体（抗 CCP 抗体）测定（ELISA 法）	93.50	4.95	1.55	68.06
16	糖类抗原测定（化学发光法）	93.30	3.49	3.21	72.63
17	专项变应原（单价变应原）筛查（全定量荧光酶免法）	93.10	5.25	1.65	60.21
18	严重急性呼吸综合征冠状病毒抗体测定为例（ELISA 法）	93.08	5.27	1.65	72.49
19	ProGRP（化学发光）检测	92.77	3.77	3.46	60.68
20	人免疫缺陷病毒抗体测定（Anti-HIV）化学发光法	92.77	3.77	3.46	70.81
21	抗核提取物抗体测定（抗 ENA 抗体）4 项	92.50	5.71	1.79	65.43

序号	项　目　名　称	物耗成本占比(%)	人力成本占比(%)	间接成本占比(%)	其中：检测试剂占总成本比例(%)
22	TSH(化学发光)检测	90.40	5.00	4.60	67.17
23	铁蛋白测定(化学发光法)	90.40	5.00	4.60	67.17
24	甲胎蛋白测定(AFP)(化学发光法)	90.00	5.21	4.79	69.98
25	抗肾小球基底膜抗体测定(ELISA)	89.77	7.79	2.44	64.29
26	戊型肝炎抗体测定(Anti-HEV)	87.98	9.15	2.87	62.92
27	抗肾小球基底膜抗体测定(免疫荧光法)	87.95	9.17	2.88	63.10
28	乙型肝炎表面抗原测定(HBsAg)化学发光法	87.80	6.36	5.84	64.05
29	抗中性粒细胞胞质抗体测定(ANCA)(ELISA法)	84.72	11.63	3.65	58.66
30	抗中性粒细胞胞质抗体测定(ANCA)免疫荧光法	83.49	12.57	3.94	63.40
31	干扰素测定	81.02	14.45	4.53	66.24
32	丙型肝炎抗体测定(Anti-HCV)(ELISA法)	79.60	15.53	4.87	56.95
33	抗核抗体测定(ANA)(免疫荧光法)	77.94	16.79	5.27	46.19
34	抗核抗体测定(ANA)(ELISA法)	76.35	18.00	5.65	51.60
35	丁型肝炎抗体测定	75.67	18.52	5.81	50.95
36	庚型肝炎IgG抗体测定(Anti-HGVIgG)	75.67	18.52	5.81	50.95
37	TT病毒抗体检测	75.67	18.52	5.81	50.95
38	单纯疱疹病毒抗体测定(ELISA法)	74.88	19.12	6.00	52.60
39	总前列腺特异性抗原测定(TPSA)(一般免疫学法,ELISA)	73.11	20.47	6.42	56.31
40	病毒血清学试验	72.58	20.88	6.55	57.43
41	乙型肝炎病毒外膜蛋白前S1抗原测定(ELISA法)	68.50	23.98	7.52	43.98

3. 临检类项目比价结果

临检类项目下设5个子模块(分别是血常规、体液常规、凝血、流式细胞、骨髓细胞学检查),28个典型项目,共计2 316项次。其中白血病组化为新增项目,目前尚无收费价格(表3-17)。

表 3-17 临检类典型项目基本情况

子 模 块	序 号	项 目 名 称
血常规	1	血细胞分析
	2	网织红细胞(仪器法)
	3	C-反应蛋白(免疫法)
	4	血沉(仪器法)
	5	嗜酸性粒细胞计数(镜检法)
	6	寄生虫(疟原虫、微丝蚴)
体液常规	7	尿十联
	8	尿沉渣
	9	尿乳糜(手工法)
	10	尿含铁血黄素(手工法)
	11	粪常规(手工法)
	12	粪常规(仪器法)
	13	粪隐血(免疫法)
	14	粪转铁(免疫法)
	15	胸腹水常规
	16	脑脊液常规
凝 血	17	PT(磁珠凝固法)
	18	FDP(散射比浊法)
	19	V 因子(凝固法)
	20	FIB(磁珠凝固法)
	21	D-D(散射比浊法)
	22	3P 实验(手工法)
流式细胞	23	血细胞簇分化抗原系列检测
	24	HLA-B27 检测
	25	CD34 干细胞计数检测
骨髓细胞学检查	26	骨髓细胞学检查(BM)
	27	外周血异常形态观察(PM)
	28	白血病组化

(1)将临检类 27 个典型项目的现行价格与标化价值进行比较

水平上,27 个典型项目中,23 个项目现行价格低于标化价值,4 个项目现行价格高于标化价值;现行价格与标化价值偏离范围在 0.10~55.91 之间,偏

离程度在 0.25%～80.49% 之间。结构上,27 个典型项目中,比值比小于 1 的
15 项,比值比大于 1 的 12 项,比值比分布范围在 0.24～1.70 之间;现行价格
低于标化价值的 23 个项目中,比值比小于 1 的 15 项,比值比大于 1 的 8 项;现
行价格高于标化价值的 4 个项目比值比全部大于 1(表 3 - 18)。

表 3 - 18　临检类典型项目现行价格与标化价值比较结果

序号	项　目　名　称	现行价格(元)	标化价值(元)	现行价格与标化价值偏离度(%)	比值比
1	C-反应蛋白(免疫法)	2	10.25	-80.49	0.24
2	D-D(散射比浊法)	5	18.18	-72.50	0.34
3	血细胞分析	5	14.31	-65.06	0.43
4	尿十联	3	8.38	-64.20	0.44
5	FDP(散射比浊法)	5	10.61	-52.87	0.59
6	PT(磁珠凝固法)	10	17.04	-41.31	0.73
7	尿沉渣	10	16.35	-38.84	0.76
8	脑脊液常规	10	15.10	-33.77	0.82
9	3P 实验(手工法)	30	44.90	-33.18	0.83
10	粪常规(仪器法)	120	175.91	-31.78	0.85
11	HLA-B27 检测	30	43.40	-30.88	0.86
12	粪隐血(免疫法)	10	13.88	-27.95	0.90
13	粪转铁(免疫法)	7	9.26	-24.41	0.94
14	血细胞簇分化抗原系列检测	10	12.91	-22.54	0.96
15	网织红细胞(仪器法)	10	12.60	-20.63	0.99
16	FIB(磁珠凝固法)	100	122.09	-18.09	1.02
17	粪常规(手工法)	15	17.25	-13.04	1.08
18	尿含铁血黄素(手工法)	30	33.27	-9.83	1.12
19	胸腹水常规	40	43.31	-7.64	1.15
20	血沉(仪器法)	15	15.46	-2.98	1.21
21	尿乳糜(手工法)	100	102.75	-2.68	1.21
22	嗜酸性粒细胞计数(镜检法)	20	20.51	-2.49	1.21
23	寄生虫(疟原虫、微丝蚴)	40	40.10	-0.25	1.24
24	V 因子(凝固法)	10	9.84	1.63	1.26

序号	项 目 名 称	现行价格（元）	标化价值（元）	现行价格与标化价值偏离度（%）	比值比
25	外周血异常形态观察（PM）	20	19.65	1.78	1.26
26	CD34 干细胞计数检测	50	46.42	7.71	1.34
27	骨髓细胞学检查（BM）	30	21.96	36.61	1.70

（2）对临检类 28 个典型项目的标化价值构成进行分析

各项目物耗成本占比在 6.33%~94.03% 之间，超过 30% 的项目物耗成本占项目总成本比例在 70% 以上；人力成本占比在 4.65%~89.28% 之间，超过 30% 的项目人力成本占项目总成本比例在 50% 以上；间接成本占比 0.45%~19.21% 之间，近 40% 的项目间接成本占项目总成本比例在 10% 以上。此外，各项目检测试剂成本占总成本比例在 0%~70.72% 之间，超过 20% 的项目试剂成本占比在 50% 以上，1 个项目试剂成本占比超过 70%（表 3-19）。

表 3-19　临检类典型项目标化价值构成表

序号	项 目 名 称	物耗成本占比（%）	人力成本占比（%）	间接成本占比（%）	其中：检测试剂占总成本比例（%）
1	CD34 干细胞计数检测	94.03	4.65	1.32	57.82
2	HLA-B27 检测	92.26	6.17	1.57	68.70
3	V 因子（凝固法）	90.66	5.62	3.71	23.04
4	FDP（散射比浊法）	86.01	9.97	4.01	44.01
5	D-D（散射比浊法）	84.56	11.97	3.47	50.69
6	粪转铁（免疫法）	80.04	15.10	4.84	70.72
7	C-反应蛋白（免疫法）	77.31	15.37	7.33	53.57
8	血细胞簇分化抗原系列检测	76.30	19.96	3.72	54.33
9	尿沉渣	70.06	22.10	7.85	34.42
10	PT（磁珠凝固法）	64.69	24.85	10.41	15.22
11	尿十联	60.79	22.79	16.36	29.89
12	血细胞分析	57.96	33.84	8.19	29.94
13	FIB（磁珠凝固法）	57.69	31.64	10.66	7.81
14	网织红细胞（仪器法）	53.98	34.42	11.60	25.43
15	白血病组化	48.42	51.13	0.45	47.28

序号	项　目　名　称	物耗成本占比(%)	人力成本占比(%)	间接成本占比(%)	其中：检测试剂占总成本比例(%)
16	粪隐血(免疫法)	43.81	43.69	12.47	36.45
17	粪常规(仪器法)	42.46	44.76	12.78	18.79
18	脑脊液常规	42.04	48.62	9.33	17.39
19	3P实验(手工法)	39.46	43.18	17.39	8.10
20	胸腹水常规	38.85	51.29	9.85	12.84
21	血沉(仪器法)	35.02	55.49	9.45	0.00
22	寄生虫(疟原虫、微丝蚴)	26.27	64.88	8.86	22.00
23	外周血异常形态观察(PM)	15.49	80.91	3.59	4.45
24	尿含铁血黄素(手工法)	14.28	70.56	15.17	4.71
25	粪常规(手工法)	13.42	67.30	19.21	1.19
26	尿乳糜(手工法)	11.23	73.04	15.71	1.33
27	骨髓细胞学检查(BM)	9.81	89.28	0.92	6.82
28	嗜酸性粒细胞计数(镜检法)	6.33	82.43	11.25	0.70

4. 微生物类项目比价结果

微生物类项目共涉及58项,共分为6个类别。其中,典型项目5个,分别为一般细菌涂片检查、一般细菌培养和鉴定、血培养及鉴定、厌氧菌及特殊病原菌培养、药敏试验。每类涵盖项目数分别为5项、15项、9项、1项和3项。

(1) 将现行价格与标化价值进行比较

33项现行价格均低于标化价值,平均低幅约为60%。其中,一般细菌涂片检查低幅50%,一般细菌培养及鉴定为68%,厌氧菌培养传统法为57%,血培养及鉴定为23%,常规药敏定量试验(MIC)为49%。从比价关系来看,构成比比值低于1的项目17项,构成比比值大于1的项目16项。其中,一般细菌培养及鉴定类项目11项,占65%;厌氧菌培养传统法类项目5项,占29%;常规药敏定量试验(MIC)类项目1项,占6%(表3-20)。

表3-20　微生物类项目比价结果

项　目　名　称	现行价格(元)	标化价值(元)	水平比	构成比比值
尿培养	5	105	-100	0.11
淋球菌培养	20	105	-85	0.45

续　表

项　目　名　称	现行价格(元)	标化价值(元)	水平比	构成比比值
沙门菌、志贺菌培养及鉴定	20	105	−85	0.45
滴虫培养	20	105	−85	0.45
L型菌培养	30	149	−119	0.48
支原体培养及药敏	30	149	−119	0.48
一般细菌培养及鉴定	30	105	−75	0.68
百日咳杆菌培养	30	105	−75	0.68
嗜血杆菌培养	30	105	−75	0.68
霍乱弧菌培养	30	105	−75	0.68
副溶血弧菌培养	30	105	−75	0.68
真菌培养及鉴定	30	105	−75	0.68
空肠弯曲菌培养	50	149	−99	0.79
幽门螺杆菌培养及鉴定	50	149	−99	0.79
军团菌培养	50	149	−99	0.79
真菌药敏试验(MIC)	60	171	−111	0.83
衣原体培养	40	105	−65	0.90
白喉棒状杆菌培养及鉴定	50	105	−55	1.13
O－157大肠埃希菌培养及鉴定	50	105	−55	1.13
一般细菌涂片检查	10	20	−10	1.18
真菌涂片检查	10	20	−10	1.18
血液微丝蚴检查	10	20	−10	1.18
特殊细菌涂片检查	10	20	−10	1.18
艰难梭菌检查	10	20	−10	1.18
厌氧菌培养传统法	80	149	−69	1.27
艰难梭菌检查(培养鉴定)	80	149	−69	1.27
一般细菌培养及鉴定	60	105	−45	1.35
真菌培养及鉴定	60	105	−45	1.35
常规药敏定量试验(MIC)	100	171	−71	1.38
厌氧菌药敏试验(MIC)	100	171	−71	1.38
病毒培养与鉴定	100	149	−49	1.59

项 目 名 称	现行价格（元）	标化价值（元）	水平比	构成比比值
结核菌培养	100	149	−49	1.59
血培养及鉴定	240	311	−71	1.82

（2）对微生物类5个典型项目的标化价值构成进行分析

物耗成本占比平均为73%，人力成本占比为25%，间接成本占比为2%。其中，一般细菌涂片检查类项目人力成本占比最大，占55%；其次为药敏实验，占24%；物耗成本占比最高的为血培养及鉴定，占91%（表3–21）。

表3–21 微生物类典型项目标化价值构成情况

项 目 名 称	物耗成本占比（%）	人力成本占比（%）	间接成本占比（%）
一般细菌涂片检查	37	55	8
一般细菌培养和鉴定	79	19	1
血培养及鉴定	91	9	0
厌氧菌及特殊病原菌培养	81	18	1
药敏试验	75	24	1
合计	73	25	2

5. 分子诊断类项目比价结果

分子诊断类项目共涉及23项。其中，典型项目19个，DNA定性类检测为4项，HCV–RNA检测涵盖1项。

（1）将现行价格与标化价值进行比较

平均现行价格高于标化价值，幅度为10%。其中，13项现行价格低于标化价值，占57%，平均低幅约为18%。10项高于标化价值，占43%，平均幅度约为47%。从比价关系来看，构成比比值低于1的项目14项，构成比比值大于1的4项，构成比比值接近1的为5项。其中，构成比比值最低为白血病融合基因分型（商品试剂盒），为0.21；构成比比值最大为肝豆状核变性基因分析（表3–22）。

表3–22 分子诊断类项目比价结果

项 目 名 称	现行价格（元）	标化价值（元）	水平比	构成比比值
白血病融合基因分型（商品试剂盒）	50	237	−187	0.21
白血病融合基因分型	50	113	−63	0.43
脱氧核糖核酸DNA倍体分析	250	302	−52	0.81

续 表

项 目 名 称	现行价格(元)	标化价值(元)	水平比	构成比比值
外周血细胞染色体检查	330	388	−58	0.83
染色体分析检测	340	379	−39	0.88
CMV − DNA	80	89	−9	0.88
EBV − DNA	80	89	−9	0.88
淋球菌 DNA 定性	80	89	−9	0.88
沙眼衣原体 DNA 定性	80	89	−9	0.88
解脲支原体 DNA 定性检测	80	89	−9	0.88
脱氧核糖核酸 DNA 测序	600	655	−55	0.90
脐血染色体检查	370	380	−10	0.95
血姐妹染色体互换实验	370	376	−6	0.96
培养细胞的染色体分析	380	380	1	0.98
脆性 X 染色体检查	400	392	9	1.00
血高分辨染色体检查	400	390	11	1.00
病原体 RNA 测定	100	97	3	1.01
脆性 X 综合征	550	521	29	1.03
乙型肝炎病毒基因 YDMM 变异测定	100	94	6	1.04
HPV 多亚型检测	300	253	47	1.16
进行性肌营养不良基因分析	450	259	191	1.70
性别基因(SRY)检测	180	78	102	2.25
肝豆状核变性基因分析	360	110	250	3.19

(2)对分子诊断类 19 个典型项目的标化价值构成进行分析

物耗成本占比平均为 50.4%,人力成本占比平均为 48.8%,间接成本占比平均为 0.2%。其中,血姐妹染色体互换实验项目人力成本占比最大,占 80.9%;物耗成本占比最高的为脱氧核糖核酸 DNA 测序,占 92.8%(表 3 − 23)。

表 3 − 23 分子诊断类典型项目标化价值构成情况

项 目 名 称	物耗成本占比(%)	人力成本占比(%)	间接成本占比(%)
染色体分析检测	19.5	80.2	0.4
外周血细胞染色体检查	21.2	78.4	0.4
脆性 X 染色体检查	22.0	77.6	0.4

项 目 名 称	物耗成本占比（%）	人力成本占比（%）	间接成本占比（%）
血姐妹染色体互换实验	18.7	80.9	0.4
脐血染色体检查	19.6	80.0	0.4
血高分辨染色体检查	21.6	78.0	0.4
培养细胞的染色体分析	19.6	80.0	0.4
白血病融合基因分型	58.3	40.4	1.3
白血病融合基因分型（商品试剂盒）	80.1	19.2	0.6
性别基因（SRY）检测	39.7	58.4	1.9
脆性 X 综合征	91.0	8.7	0.3
进行性肌营养不良基因分析	81.9	17.6	0.6
肝豆状核变性基因分析	57.4	41.2	1.4
脱氧核糖核酸 DNA 倍体分析	84.4	15.1	0.5
乙型肝炎病毒基因 YDMM 变异测定	49.8	48.6	1.6
病原体 RNA 测定	51.6	46.8	1.5
病原体 DNA 定性	47.2	51.2	1.7
HPV 多亚型检测	81.4	18.0	0.6
脱氧核糖核酸 DNA 测序	92.8	7.0	0.2
合计	50.4	48.8	0.8

三、医技诊疗类医疗服务定价优化政策建议

（一）探索构建比价模型，基于证据分步分批调整项目价格

2016 年来，国内 20 多个省（自治区、直辖市）调整了医疗服务价格。多数地区采用统一降价或价格平移策略，对医技诊疗类医疗服务进行了价格调整。如内蒙古自治区对医技诊疗类医疗服务类项目价格平均下调 10%，山西省对医技诊疗类医疗服务价格降低不低于 10%，浙江省对检验费等暂不予调整等[33]。但研究发现各省（自治区、直辖市）现行价格调整多缺乏测算依据，统一幅度对医技诊疗类医疗服务降价不符合医技诊疗类医疗服务价格规律，不利于检验学科的发展。

本书以建立标化实验室配置、工作量及薪酬为切入点，探索建立了医技诊

疗类医疗服务标化测算模型,并通过典型项目分类测算和关键值变量测算的思路,简化了测算过程,克服了现行成本核算中人力成本参数偏低等缺点,具有较好的应用价值。

本书发现生化类典型项目测算中 50% 项目低于标化价值,50% 项目高于标化价值,30% 的项目构成比比值低于 1。免疫类 41 个典型项目中 17 个项目(41%)现行价格低于标化价值,24 个项目现行价格高于标化价值(59%),构成比比值比小于 1 的 19 项(46%)。临检类 27 个典型项目中 23 个项目(85%)现行价格低于标化价值,4 个项目(15%)现行价格高于标化价值,构成比比值比小于 1 的 15 项(56%)。微生物类项目 33 个典型项目现行价格均低于标化价值,平均低幅约为 60%。构成比比值低于 1 的项目 17 项(52%)。分子诊断平均现行价格高于标化价值,幅度为 10%。其中,13 项现行价格低于标化价值,占 57%,构成比比值低于 1 的项目 14 项(61%)。国内尚缺乏相似研究,一项全国调查发现各省(自治区、直辖市)临检类项目收费价格不同,临检类和生化类项目差异较小,免疫类项目差异大[34]。

建议基于以上比价研究结果,合理确定不同类别项目的价格调整方向和幅度。如建议调升微生物类项目和临检类项目价格,两类项目现行价格总体偏低。采用有升有降的策略,提高构成比比值远低于 1 偏离度大的项目价格,降低高于标化价值的项目价格,优化各类项目的比价关系。

(二)优化现行医技诊疗类《医疗服务价格项目规范》目录,促进检验学科发展

本书发现医技诊疗类《医疗服务价格项目规范》目录需要进一步优化。调查发现部分临床已经使用的新增项目及采血等尚未纳入收费目录,如生化类项目中色谱方法检测、质谱方法检测,免疫类项目中抗磷脂酶 A2 受体抗体(PLA2R)(ELISA 法)、抗磷脂酶 A2 受体抗体(PLA2R)(免疫荧光法)、可溶性生长刺激表达基因 2 蛋白检测(ELISA 法)、唾液酸化糖链抗原(化学发光)检测、缪勒管激素(化学发光)检测,以及临检类项目中白血病组化等。其次,一些临床开展较少或已有新方法学项目是指项目中是区分方法学的,新方法学项目效果更好可以替代老方法学项目,如全血丙酮酸测定、血清低密度脂蛋白胆固醇测定、血清间接胆红素测定、半乳糖测定、木糖测定、醛缩酶测定、血清游离钙测定、血清胆碱酯酶测定等项目。再次,研究发现采血费问题突出。经初步测算,按照每人次 3 根采血管测算,采血成本在 5 元左右,该部分尚未纳入收费目录,人力及物耗成本消耗无从体现。

建议根据检验学科发展及上海实际优化现行价格目录,动态新增或删除部分项目,参照其他省(自治区、直辖市)经验,增加采血项目,以合理体现学科发展要求和技术投入,促进检验学科合理、有序发展。

(三) 探索建立医技诊疗类医疗服务医保支付标准形成和调整机制

当前我国尚普遍缺乏医技诊疗类医疗服务医保支付标准形成和调整机制,建议借鉴国际经验,构建探索应用研究制定的实验室价值测算模型,科学测定实验室技术劳务及物耗投入,形成医保支付标准,并定期进行项目支付标准调整。如我国台湾地区"卫生福利部中央健保署"参考美国Medicare资源耗用相对值(Resources-based Relative Value Scales, RBRVS)方法及工作模式,建立合理的支付标准相对值表,以相对点数来反应各项医疗服务之成本[35,36];日本通过成本测算形成医技诊疗类医疗服务的点数[37,38];美国Medicare根据每年的物价指数与通货膨胀率对医技诊疗类医疗服务的价格进行更新,并通过听证对医技诊疗类医疗服务检查项目的收费标准与收费额度进行调整等[39,40]。

(四) 探索医技诊疗类医疗服务分类支付原则,引入支付限制条件及说明

我国仍主要是按项目的被动付费,物价目录制定没有同医保支付进行有效关联。建议一是对项目的医保支付条件进行约束和说明。如通过与临床指南相结合,对检验类项目的使用条件、费用较高项目等均进行明确说明,以规范合理给付和控制不合理项目使用[41~43]。二是加强精细化管理,分类分层进行支付。如对急诊、传染病、儿科等项目予以倾斜,对分子诊断类项目中基因检测类项目采用边际支付策略(按每个扩增子的边际价格定第二个项目支付标准)等。

参 考 文 献

[1] Xu Q, Bauer R, Hendry BM, et al. The quest for modernisation of traditional Chinese medicine [J]. BMC Complementary and Alternative Medicine, 2013, 13: 132.

[2] 朱爱松,陈智慧,裴宇鹏,等.中医理论研究的回顾及发展趋势战略探讨[J].中华中医药杂志,2016,31(7): 2467 - 2471.

［3］ Zhang Q, Zhu L, Wim Van der L. The importance of traditional Chinese medicine services in health care provision in China［J］. Universitas Forum, 2011, 2(2)：1-8.

［4］ 刘雨,蒋陆娟,王丽萍,等.中医医疗服务价格现状与思考[J].中国卫生经济, 2017,3(36)：63-65.

［5］ 许坦,祁旺,黄晓春,等.医疗服务价格动态调整机制调查研究[J].中国卫生经济,2017,36(1)：67-69.

［6］ 麻云,徐爱军.中医医疗服务价格研究进展[J].价格月刊,2017,03：36-40.

［7］ World Health Organization. WHO Traditional Medicine Strategy：2014-2023 ［EB/OL］. http：//www. who. int/medicines/areas/traditional/en/index. html［2017-06-14］.

［8］ 国务院.国务院关于印发中医药发展战略规划纲要(2016—2030年)的通知 ［EB/OL］. http：//www. gov. cn/zhengce/content/2016-02/26/content_5046678. htm［2017-6-15］.

［9］ The National People's Congress (NPC) Standing Committee of China. China adopts law on traditional medicine ［EB/OL］. http：//www. china. org. cn/china/2016-12/ 26/content_39982656. htm［2017-06-16］.

［10］ 郑格琳,张园,杨永生,等.《全国医疗服务价格项目规范(2012版)》中医药服务项目的分析[J].中国卫生事业管理,2014,31(4)：269-270,293.

［11］ 邹俐爱.《全国医疗服务价格项目规范(2012版)》政策特点解析[J].中国卫生经济,2013,(1)：32,71-73.

［12］ Li L, Fu H. China's Health Care System Reform：Progress and Prospects[J]. The International Journal of Health Planning and Management, 2017, 32(3)：240-253.

［13］ 上海市卫生和计划生育委员会.《上海市医疗机构医疗服务项目和价格汇编》 ［EB/OL］. http：//wsjkw. sh. gov. cn/ylsfbz/index. html［2017-08-01］.

［14］ 王海银,金春林,王惟,等.上海医疗服务价格比价体系构建[J].中华医院管理杂志,2015,31(8)：627-630.

［15］ 彭颖,李潇骁,王海银,等.上海市5家试点医院医疗服务项目成本核算结果分析 [J].中国医院管理,2017,37(2)：5-8.

［16］ 国家卫生和计划生育委员会.2013中国卫生和计划生育统计年鉴[M].北京：中国协和医科大学出版社,2013：97-102.

［17］ 谭剑,向前.我国公立医院收支构成及盈余分析[J].2014,33(4)：78-79.

［18］ Shen JJ, Wang Y, Lin F, et al. Trends of Increase in Western Medical Services in Traditional Medicine Hospitals in China[J]. BMC Health Services Research, 2011, 11 (1)：212.

［19］ Wang L, Suo S, Li J, et al. An Investigation into Traditional Chinese Medicine

Hospitals in China：Development Trend and Medical Service Innovation［J］. International Journal of Health Policy and Management, 2017, 6(1)：19.

[20] 中华人民共和国卫生部.2013年中国卫生统计年鉴[M].北京：协和医科大学出版社,2014：121-124.

[21] 龙远雄.湖北省中医医疗服务项目价格调整模型构建及实测研究[C].湖北：湖北中医药大学,2016：21-36.

[22] Baadh A, Peterkin Y, Wegener M, et al. The Relative Value Unit：History, Current Use, and Controversies［J］. Current Problems in Diagnostic Radiology, 2016, 45(2)：128-132.

[23] Baltic S. Pricing Medicare Services：Insiders Reveal How It's Done［J］. Managed Healthcare Executive, 2013, 8：28-40.

[24] 窦蕾,尹爱田,刘玉欣,等.中医医疗服务项目成本核算及特殊性研究[J].中国卫生经济,2012,31(10)：76-78.

[25] 黄彦,段绪坤.重庆市中医医疗服务项目收费及成本核算的调查研究[J].中国卫生资源,2015,18(4)：266-267.

[26] 崔莉.我国医疗服务价格规制研究：基于拉姆齐定价法的探析[J].中国卫生经济,2015,34(2)：49-51.

[27] 张群,姚洪,陈瑛.从护理收费过低现象看我国综合医疗服务项目价格调整的必要性[J].中国卫生经济,2013,32(02)：20-22.

[28] 熊欢欢,马小琴.我国护理服务价格相关研究分析[J].上海医药,2016,37(24)：17-20.

[29] 马艳,范珊红,高丽,王线妮.护理服务价格体系现状分析与对策[J].护理研究,2016,30(31)：3932-3934.

[30] 喻星旻,邓爱平,胡玉红,等.重庆市医疗服务价格规范(2014版)与广东省现行医疗服务价格规范之护理项目价格比较分析[J].中国卫生经济,2015,34(11)：50-53.

[31] 冷亚美,王颖莉,陈凤姣.静脉输血和静脉输液护理成本研究[J].护理学杂志,2016,31(15)：48-50.

[32] 刘利明,秦樱,袁国奇,等.中山市二级医院项目护理成本与护理价格的调查[J].吉林医学,2012,33(09)：2000-2002.

[33] 张晓溪,王海银,王燕芳,等.实验室诊断类医疗服务项目定价国际经验及启示[J].中国卫生政策研究,2016,06：43-50.

[34] 杨大干.临床检验项目收费价格的调查与分析[A].中华医学会、中华医学会检验分会、中国医院协会临床检验管理专业委员会.中华医学会第九次全国检验医学学术会议暨中国医院协会临床检验管理专业委员会第六届全国临床检验实验室管理学术会议论文汇编[C].中华医学会、中华医学会检验分会、中国医

院协会临床检验管理专业委员会,2011:403.

[35] 中国台湾地区"卫生福利部中央健保署".全民健保医疗支付与管理施政纪实 (2014版)[M].中国台湾地区:"卫生福利部中央健保署".2014:18-40.

[36] 全民健康保险医疗费用协定委员会.全民健康保险医疗费用总额支付制度 [EB/OL]. http://www. nhi. gov. tw/Resource/webdata/Attach_13636_2_8. 2% EF%BC%9A%E7%B8%BD%E9%A1%8DQA%E6%89%8B%E5%86%8A%E7% AC%AC%E5%85%AD%E7%89%88%E5%90%AB94%E5%B9%B4. pdf[2017- 08-07].

[37] 张莹.日本医疗服务价格政策分析[J].中国卫生经济,2010,9(29):36-37.

[38] 日本厚生劳动省.平成26年度诊疗报酬改定の基本方针. http://www. mhlw. go. jp/ file/05-Shingikai-12601000-Seisakutoukatsukan-Sanjikanshitsu_Shakaihoshoutantou/ 0000031544. pdf[2016-5-15].

[39] The American Clinical Laboratory Association (ACLA). Reimbursement and Coverage[EB/OL]. http://www. acla. com/issues/reimbursement-and-coverage/ [2017-08-19].

[40] Centers for Medicare & Medicaid Services. Clinical Laboratory Fee Schedule [EB/OL]. https://www. cms. gov/Medicare/Medicare-Fee-for-Service-Payment [2017-09-13].

[41] Minister of Health British Columbia. Preamble to the Laboratory Services Outpatient Payment Schedule [EB/OL]. http://www2. gov. bc. ca/gov/content/health/ practitioner-professional-resources/laboratory-services/information-for-laboratory-operators [2017-10-10].

[42] Minister of Health British Columbia. Fee-For-Service Outpatient Laboratory Services in British Columbia [EB/OL]. http://www2. gov. bc. ca/gov/content/health/ practitioner-professional-resources/laboratory-services/information-for-laboratory-operators [2017-10-15].

[43] CADTH. Funding of Laboratory Testing in Canada[EB/OL]. https://www. cadth. ca/funding-laboratory-testing-canada[2017-10-08].

第四章　上海市基于比价策略的
　　医疗服务价格调整实践

第一节　上海市医疗服务价格
　　　　改革模式与特征

一、坚持政策联动,逐步形成科学补偿机制

上海市医疗服务价格改革中尤其注重价格与医疗、医保、医药衔接联动,特别强调物价、卫生、医保、财政部门的政策协同:① 配合医药分开改革,实施过渡性财政支持政策,对部分受影响较大的医院进行阶段性补助;② 同步调整医保政策,将全部调价项目都纳入医保支付范围,并随着价格上调提高医保支付水平,如对于社会敏感的普通门诊诊查费,门诊费调整全部由医保支付,确保患者基本医疗费用负担总体上不增加;③ 改进药品采购供应模型,开展药品带量采购、集团采购试点,优化药品供应链,压缩流通环节的虚高水分;④ 强化医药费用控制,严控医院医疗收增长率和医疗成本支出增长率,降低药品收入增长率和卫生材料收入增长率,考核门急诊复诊率、平均住院天数等指标,医疗费用不合理增长得到有效控制。

二、创新价格管理机制,逐步理顺医疗服务价格体系

上海市医疗服务价格改革强调循证决策,对改革方案进行充分论证和测算,综合考虑比价关系和成本核算结果,充分听取各利益相关方建议,全面推进各板块医疗服务价格调整,逐步实现理顺医疗服务价格。改革亮点包括:

(1)上海市物价局牵头研究形成了上海市医疗服务价格调整三年计划的"321 目标模式"

1）上海市医疗服务价格总水平应处于全国高位。

2）大型复杂手术等体现上海医疗水平的服务价格应高于全国同类型城市20%～30%。

3）一般手术、大型医用设备检查治疗价格、常规化验价格应与全国同类型城市相衔接。

（2）建立标化价值比价方法学，形成项目筛选及调整科学机制

通过标化价值构建所有项目标化价值体系，再分别计算各项目现行价格及标化价值的比值，并用现行价格比值除以标化价值比值，得到比值比，从而明确不同项目间的比价关系。此外，同步开展多地域医疗服务价格水平比价研究。美国及我国台湾地区进行比价，以项目付费为主选择；选择我国同类型城市或周边省（自治区、直辖市），如广州、深圳、杭州、南京等进行比价。通过开展多地域比价研究，了解上海市医疗服务价格在同类型城市中所处的水平，逐步实现价格水平衔接。

三、实施渐进式改革，分步谨慎推进

上海改革采取渐进方式，分三轮取消公立医院药品加成，同时，利用取消药品加成的空间，以比价研究为基础，分批调整1 397项，实现了价格改革的平稳有序推进。改革中基于项目比价关系和成本，以现行价格与标化价值偏离程度较大、比价关系最不合理的项目作为调价切入点；价格调整幅度确定结合价格调整总体水平，通过科学测算和影响预测综合形成。同时兼顾各医疗服务板块与总体的关系，扩大调价项目覆盖面，避免出现由于部分项目调整引起医疗机构补偿不均的现象。

第二节　上海与其他四市医疗
服务价格水平比较

一、上海与其他四市医疗服务项目对接及医疗服务价格直接比较

（一）上海医疗服务项目平均价格居中

2017年，上海医疗服务平均价格分别是杭州和南京1.6倍和1.4倍；是广

州和深圳的 95% 和 99%。结合各地可支配收入水平来看,广州、深圳在相对低的可支配收入水平下,平均医疗服务价格高于上海(图 4-1)。

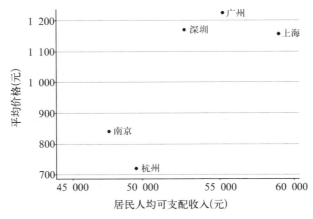

图 4-1　上海市 2017 年医疗服务价格与其他四市比较

(二) 五市医疗服务项目规范目录差异度大,上海相对偏高价格的幅度大于偏低价格的幅度

从各地医疗服务项目对接情况来看,上海与南京可对接项目数量和比例最高,分别为 3 657 项和占比 81%;杭州最低,分别为 2 841 项和 63%。从与各地可对接项目的项目平均价格比较来看,上海与南京比高的项目数最多,为 2 470 项(占比 54%),高幅也最高,为 185%。同广州比低的项目数最多,为 1 801 项(占比 40%)。从上海低的项目幅度来看,平均约为 40%(表 4-1)。

表 4-1　上海与其他四市医疗服务价格对接及比价情况

城市	可比项目数						不可比项目数(项)[占比(%)]
	可比项目数合计(项)[占比(%)]	其中,上海高的项目数(项)[占比(%)]	平均幅度(%)	其中,上海低的项目数(项)[占比(%)]	平均幅度(%)	持平的项目数(项)[占比(%)]	
杭州	2 841(63)	2 074(46)	164	578(13)	39	189(4)	1 693(37)
南京	3 657(81)	2 470(54)	185	1 105(24)	40	82(2)	877(19)
广州	3 419(75)	1 594(35)	77	1 801(40)	40	24(1)	1 115(25)
深圳	3 469(77)	1 577(35)	86	1 747(39)	40	145(3)	1 065(23)

（三）与其他四市相比，上海中医类平均价格偏低、综合类和医技诊疗类平均价格居中，临床诊疗类平均价格偏高

1. 五市综合医疗服务类可对接项目共94项

上海平均价格水平居中，低于广州、深圳，平均价格低幅约为11%。高于南京、杭州，平均价格高幅约为18%。上海高于杭州60项，平均幅度为179%。上海低于深圳55项，平均低幅为38%（表4－2）。

表4－2　上海与其他四市综合类94项价格比较

城市	综合类价格比价					平均价格（元）
	上海高的项目数（项）[占比（%）]	平均幅度（%）	上海低的项目数（项）[占比（%）]	平均幅度（%）	持平的项目数（项）[占比（%）]	
上海	—	—	—	—	—	42
杭州	60（64）	179	31（33）	35	3（3）	34
南京	65（69）	144	25（27）	37	4（4）	35
广州	46（49）	55	45（48）	35	3（3）	45
深圳	34（36）	50	55（59）	38	5（5）	48

2. 五市医技诊疗类可对接项目共745项

上海平均价格水平居中，低于广州、深圳，平均价格低幅约为12%。高于南京、杭州，平均价格高幅约为3%。上海医疗服务价格高于杭州的项目数量及占比高，分别为473项和占比63%，平均高幅为187%。上海医疗服务价格低于深圳的有425项，占比43%，平均低幅为43%（表4－3）。

表4－3　上海与其他四市医技诊疗类745项价格比较

城市	医技诊疗类价格比价					平均价格（元）
	上海高的项目数（项）[占比（%）]	平均幅度（%）	上海低的项目数（项）[占比（%）]	平均幅度（%）	持平的项目数（项）[占比（%）]	
上海	—	—	—	—	—	101
杭州	473（63）	187	214（29）	48	58（8）	104
南京	460（62）	298	232（31）	49	53（7）	93
广州	333（45）	94	404（54）	42	8（1）	114
深圳	259（35）	105	425（57）	43	61（8）	117

3. 五市临床诊疗类可对接项目共2 204项

上海平均价格水平偏高，为五市最高。高于广州、深圳幅度平均约为5%。

高于南京、杭州幅度平均约为 58%。上海医疗服务价格高于杭州的项目数量及占比高，分别为 1 699 项和占比 77%，平均高幅为 152%。上海医疗服务项目价格低于广州的有 1 145 项，占比 52%，平均低幅为 38%（表 4 - 4）。

表 4 - 4　上海与其他四市临床诊疗类 2 204 项价格比较

| 城市 | 临床诊疗类价格比价 | | | | | 平均价格（元） |
	上海高的项目数（项）[占比（%）]	平均幅度（%）	上海低的项目数（项）[占比（%）]	平均幅度（%）	持平的项目数（项）[占比（%）]	
上海	—	—	—	—	—	1 858
杭州	1 699(77)	152	439(20)	36	66(3)	1 072
南京	1 565(71)	119	630(29)	35	9(0)	1 277
广州	1 047(48)	73	1 145(52)	38	12(0)	1 809
深圳	1 116(51)	83	1 031(47)	37	57(2)	1 736

4. 五市中医类可对接项目共 84 项

上海平均价格水平偏低，低于深圳、广州及杭州，同南京市较接近。平均价格较深圳低约为 57%。较杭州低约为 15%。上海医疗服务价格高于南京项目数量及占比高，分别为 45 项和占比 54%，平均高幅为 90%。上海医疗服务价格低于深圳 73 项，占比 87%，平均低幅为 54%（表 4 - 5）。

表 4 - 5　上海与其他四市中医类 84 项价格比较

| 城市 | 中医类价格比价 | | | | | 平均价格（元） |
	上海高的项目数（项）[占比（%）]	平均幅度（%）	上海低的项目数（项）[占比（%）]	平均幅度（%）	持平的项目数（项）[占比（%）]	
上海	—	—	—	—	—	67
杭州	28(33)	83	46(55)	42	10(12)	78
南京	45(54)	90	34(40)	48	5(6)	65
广州	20(24)	49	64(76)	50	0(0)	122
深圳	9(11)	50	73(87)	54	2(2)	157

二、上海与其他四市医疗服务项目加权平均价格比较

（一）上海医疗服务项目加权平均价格在五市中处于中间水平

广州、深圳加权平均价格分别是上海的 1.1 倍和 1.2 倍。杭州和南京约为上海价格水平的 0.8 倍。深圳加权平均价格相对比和差均为最高，杭州均

为最低(表4－6)。

表4－6　上海同其他四市价格负担水平比较

地　区	P(元)	PR	PD(元)
上　海	24.1	—	—
杭　州	19.5	0.8	−4.5
南　京	19.6	0.8	−4.4
广　州	25.8	1.1	1.7
深　圳	29.9	1.2	5.9

（二）与其他四市相比，上海综合类加权平均价格偏高，中医类、医技诊疗类、临床诊疗类加权平均价格居中

1. 上海综合类医疗服务加权平均价格处于较高水平

其中，深圳略高于上海，其他三市均低于上海。深圳加权平均价格相对比和差均为最高，杭州均为最低，杭州综合类仅为上海加权平均价格的 0.5 倍（表4－7）。

表4－7　综合类五市医疗服务价格水平比较

地　区	P(元)	PR	PD(元)
上海	17.8		
杭州	13.2	0.5	−4.6
南京	13.5	0.6	−4.2
广州	16.8	0.7	−1.0
深圳	23.4	1.0	5.7

2. 上海中医类医疗服务加权平均价格居中

其中，广州和深圳加权平均价格高于上海，杭州和南京低于上海。深圳加权平均价格相对比和差最高，分别为上海的 1.2 倍和 12.4 元，南京均为最低，相对价格为上海的 0.6 倍(表4－8)。

表4－8　中医类五市医疗服务价格水平比较

地　区	P(元)	PR	PD(元)
上海	17.6		
杭州	16.8	0.7	−0.8

地　区	P(元)	PR	PD(元)
南京	14.4	0.6	−3.1
广州	24.6	1.0	7.0
深圳	30.0	1.2	12.4

3. 上海医技诊疗类医疗服务加权平均价格居中

其中,广州和深圳高于上海,杭州和南京低于上海。深圳加权平均价格相对比和差最高,分别为上海的 1.4 倍和 7.3 元;杭州最低,与上海加权平均价格差为 3.4 元(表 4-9)。

表 4-9　医技诊疗类五市医疗服务价格水平比较

地　区	P(元)	PR	PD(元)
上海	27.4		
杭州	24.0	1.0	−3.4
南京	24.9	1.0	−2.5
广州	32.9	1.4	5.4
深圳	34.8	1.4	7.3

4. 上海临床诊疗类医疗服务加权平均价格居中

其中,广州和深圳高于上海,杭州和南京低于上海。广州加权平均价格相对比和差最高,分别为上海的 1.1 倍和 3.9 元,南京均为最低,与上海价格差为 8.9 元(表 4-10)。

表 4-10　临床诊疗类五市医疗服务价格水平比较

地　区	P(元)	PR	PD(元)
上海	45.5	—	—
杭州	37.7	0.8	−7.8
南京	36.6	0.8	−8.9
广州	49.4	1.1	3.9
深圳	47.1	1.0	1.6

三、上海与其他五市医疗服务价格各项目比较——以综合服务类为例

94 项五市可对接项目中,上海 20 项价格明显偏低,占总项目数的 22%。

31 项价格明显偏高,占总项目数的 33%(表 4-11)。其中,偏低的项目主要为会诊费、氧气吸入、微量泵输液、抗肿瘤化学药物配置、肠内高营养治疗、特殊物理降温、膀胱冲洗等;偏高的项目主要为Ⅱ级护理、Ⅲ级护理、一般专项护理、心内注射、中心静脉穿刺置管术等(表 4-12)。

表 4-11　上海综合服务类项目价格与其他五市比较总体情况

上海价格排序	项目数量(个)	占比(%)
1	15	16
2	16	17
3	31	33
4	12	13
5	9	10
6	11	12
合计	94	100

表 4-12　上海综合服务类项目价格与其他五市直接比较

项 目 名 称	上海价格(元)	杭州价格(元)	南京价格(元)	广州价格(元)	深圳价格(元)	北京价格(元)*	上海价格排序
一级医院	9	10	10	10	22	20	6
层流洁净简易病房	90	150	180	100	100	100	6
副主任医师(含)以上	100	130	130	195	260	200	6
主治医师	60	260	260	100	140	80	6
氧气吸入	2	5	4	5	5	3	6
微量泵输液	14	16	17	25.8	25.8	17	6
抗肿瘤化学药物配置	10	13	40	20.7	18.7	28	6
肠内高营养治疗	10	26	26	45.3	42	17	6
特殊物理降温	2	4	6.5	7.8	7	5	6
膀胱冲洗	6	19.5	19.5	15.6	27.8	7.9	6
持续膀胱冲洗	24	50	50	77.7	85.8	45	6
一级精神病医院病房	16	20	20	26.1	26.1	—	5
层流洁净病房	170	50	220	280	280	300	5
特级护理	80	120	120	184.8	168	75	5
机械辅助排痰	10	15	60	13	12	10	5

续　表

项 目 名 称	上海价格（元）	杭州价格（元）	南京价格（元）	广州价格（元）	深圳价格（元）	北京价格（元）*	上海价格排序
大抢救	100	130	130	103.6	96	178	5
加压给氧	4	8	4	10	10	7	5
特大换药	50	52	39	59.6	55	65	5
肛管排气	6	6.5	3.9	9.7	9	13	5
尸体存放	25	30	20	38.9	36	40	5
二级医院	17	11	10	21	42	50	4
一级医院	14	8	8	25	35	50	4
二级医院	17	15	8	25	45	60	4
一般健康体检	10	5	15	32.38	25	—	4
一级医院 C 等病房	25	20	20	31.2	33.3	59	4
新生儿床位费	10	15	15	10	10	29	4
新生儿护理	34	23	41	51.8	52	26	4
吸痰护理	6	25	7	2.6	7	4	4
小抢救	30	39	39	25.9	40	—	4
动脉加压注射	7	6.5	5.2	13	12.5	9	4
小清创缝合	63	39	65	103.6	80	33	4
灌肠	15	13	13	19.4	20	18	4
二级医院	16	10	10	10	22	30	3
三级医院	22	10	12	10	25	50	3
二级医院副主任医师	24	14	15	20	30	50	3
二级医院主任医师	32	16	22	30	47	70	3
三级医院副主任医师	30	14	25	20	33	60	3
三级医院主任医师	38	16	35	30	50	80	3
三级医院	24	11	12	21	45	70	3
二级医院	39	26.5	26.5	20	47	100	3
三级医院	44	30	30	20	50	100	3
三级医院	25	15	15	25	60	100	3
救护车使用费	30	2	2	75.11	70	—	3
新生儿特殊护理	12	7	7	15.5	16	5.9	3

续 表

项 目 名 称	上海价格(元)	杭州价格(元)	南京价格(元)	广州价格(元)	深圳价格(元)	北京价格(元)*	上海价格排序
气管切开护理	60	58	18	77.7	72	29	3
造瘘护理	10	10	10	13	12	6	3
动静脉置管护理	10	18	8	6.5	13	6	3
中抢救	60	65	65	51.8	60	—	3
肌肉注射	3	1.5	4	2	2.5	3.5	3
静脉输液	12	12	10	15.6	21.8	7	3
微量泵输液	20	16.5	20	30.8	30.8	—	3
静脉高营养治疗	10	26	6.5	6.5	23.7	—	3
静脉切开置管术	50	39	39	75.1	70	—	3
静脉穿刺置管术	30	13	13	45.3	42	—	3
中清创缝合	125	65	78	194.3	150	70	3
大换药	30	33	26	29.8	28	40	3
鼻饲	10	4	4	11.7	11	—	3
胃肠减压	16	20	20	13	12	11	3
洗胃	50	78	26	51.8	48	30	3
一般物理降温	3	5	2.6	2.6	2.4	4	3
引流管冲洗	8	8	1.3	15.6	14	5	3
导尿	20	13	5.2	22	61.2	17	3
尸体料理	80	90	60	84.2	80	80	3
急诊监护费	270	108	130	155.4	120	360	2
院前急救费	60	130	46	51.8	48	—	2
二级医院B等病房	44	30	40	39.6	40.9	69	2
三级医院B等病房	55	40	50	44	43	69	2
二级医院C等病房	37	20	30	35.1	35.2	59	2
三级医院C等病房	48	20	40	39	37	59	2
监护病房床位费	360	340	296	310	310	420	2
二级医院急诊观察室	20	17	15	16	10	29	2
三级医院急诊观察室	26	17	15	17	9.5	29	2
I级护理	38	20	36	33	24	50	2

续　表

项目名称	上海价格(元)	杭州价格(元)	南京价格(元)	广州价格(元)	深圳价格(元)	北京价格(元)*	上海价格排序
静脉注射	5	3	5	3.3	3.7	5.5	2
小儿头皮静脉输液	18	12.5	13	13	18.8	—	2
大清创缝合	225	130	91	259	200	155	2
中换药	22	20	13	22	20	24	2
小换药	14	9	6.5	15.6	14	11	2
清洁灌肠	40	33	26	38.9	36	43	2
救护车等车费	80	10	10	75.1	70	—	1
Ⅱ级护理	28	20	27	23.6	16	26	1
Ⅲ级护理	22	20	18	10.5	6	20	1
一般专项护理	10	4	4	7.8	10	3.9	1
心内注射	24	5	5.2	10.4	10.5	—	1
中心静脉穿刺置管术	150	65	52	87	70	88	1
动脉穿刺置管术	80	52	52	75.1	75.2	—	1
雾化吸入	8	6.5	6.5	7.8	7	4	1
鼻饲管置管	30	13	2.6	15.6	20	20	1
坐浴	5	2.5	3.9	3.2	3	5	1
冷热湿敷	5	4	3.9	3.2	3	5	1
家庭病床巡诊费	80	10	10	22	77	—	1
家庭病床上门服务费	40	10	10	19.4	38	—	1
出诊	80	10	10	19.4	38	—	1
离体残肢处理	60	30	20	45.3	42	40	1

* 北京市 2017 年引入《国家 2012 版》项目规范，综合服务类按照项目内涵及计价单位一致的原则进行逐项匹配，将可比的项目纳入综合服务类比价范畴。

四、医疗服务价格多地区横向比价应对策略及建议

（一）六市医疗服务项目规范目录不一致，多区域价格比较要进行调整和处理

调查发现广州、深圳、杭州、南京及北京的医疗服务价格规范目录不一致，可对接比例在 63%~81%。表现为在项目编码规则、项目名称、项目内涵及计价单位上。如在编码上，上海同一项目亚类编码采用 a、b、c 等，外省（自治区、直

辖市)则采用-1,-2,-3或者-a,-b,-c等;项目名称如专家诊察费上海按主任、副主任划分,外地则有名专家等;项目内涵上如综合类中一般专项护理外省(自治区、直辖市)可加收注射器或按部位进行划分等,计价单位上表现为按次、部位等不统一等。国内一项调查发现各省依据国家医疗服务项目价格规范制定价格目录存在较大差异,有的高出国家项目总数40%,有的减少20%,13个省中近一半的分解项目占比超过10%,最高达到1/3。同本研究结果基本一致。另外,《国家2012版》对医疗服务价格规范框架进行了全面修订,价值要素包括了基本人力及耗时、技术难度及风险程度、内涵一次性耗材、低值耗材及可除外内容等。我们对全国医疗服务价格改革进展调研发现截至2017年底已有7个省(自治区、直辖市)引入《国家2012版》项目规范,分别为安徽省、天津市、内蒙古自治区、北京市、黑龙江省、青海省、重庆市。其中青海省和内蒙古自治区已全部转化为《国家2012版》,项目数量均在9 000项以上,其他5个地区为部分引入《国家2012版》。其他省(自治区、直辖市)仍采用《国家2001版》框架。因此,开展对接和比较多区域医疗服务价格比较研究应注意可比性,特别是注意《国家2001版》和《国家2012版》间的系统差异和矫正。

(二)直接法和加权平均法测量结果基本一致,结构略有差异

两类方法比价结果显示上海市医疗服务价格均居中。不同的是直接价格平均比较显示上海中医类平均价格偏低、综合类平均价格居中,临床诊疗类平均价格偏高。而加权平均价格上则发现上海综合类加权平均价格偏高,中医类和临床诊疗类居中。两者的差异提示价格是影响价格水平的一个影响因素,不同价格的服务频次对结果也有一定的影响。本研究同国内其他学者的研究结果不一致,如2015年上海市综合类和中医类各省(自治区、直辖市)比价研究显示上海总体价格水平偏低,尤其是在护理、诊察费及针灸类等;这与2015~2017年上海三年内取消药品加成和调整医疗服务价格的改革政策直接相关,据统计上海分三轮已调整1 397项各类医疗服务价格,上海综合类和中医类医疗服务价格已从偏低水平调整到偏高水平。本研究提示依据各地区的医疗服务价格的直接比较结果进行调整可能会不合理,通过采用本研究的直接标化法计算的加权平均价格则更能体现实际的价格负担水平。

(三)各地医疗服务价格差异大,参考定价应谨慎

从上海与四市的比价结果来看,价格偏高项目的高幅与低幅不均衡。以综合类为例,上海明显高于杭州的平均幅度为179%。上海低于深圳平均低幅

基于

为38%。另外,价格与可支配收入的不相关性提示上海及各地的医疗服务价格存在不合理的比价关系,项目价格制定缺乏合理的标准。各地价格水平和比价关系也可能不合理,特别是技术劳务价值仍没有得到充分体现。因此,建议政府以多区域价格比价作为参考,同步应建立合理比价关系参照系,以成本和价值作为价格调整的主要依据。

第三节　上海基于比价新理论的医疗服务比价与应用

本书共开展的比价项目数为5 861项。其中,《上海2014版》同《国家2012版》可对接的项目数为2 100项,基本一致的项目数为1 971项(表4-13)。

表4-13　各类板块项目对接数据库情况

板　　块	项目数(项)	对接项目数(项)	一致项目数(项)
综合服务类	142	97	96
中医类	327	271	143
病理类	34	34	34
医技诊疗类*	612		612
临床诊疗类	4 746	1 698	1 698
合　　计	5 861	2 100	1 971

* 医技诊疗类采用现行价格目录进行直接测算。

首次共筛选出优先调整的项目422项。其中,综合服务类35项主要包括抢救、护理、静脉输液、肌肉注射、膀胱冲洗、换药及清创缝合等项目。中医类有53项,主要包括灸法与针刺、中医骨伤治疗、特殊治疗、中医外治及中医肛肠治疗等类别。医技诊疗类99项,主要是病理类、微生物类、临检类、部分分子诊断类和免疫类等。手术类235项,涵盖18个学科,其中,三、四类手术102项。以上项目不包括相关联项目,如同板块项目等(表4-14)。

表4-14　建议首批优先调整的各类项目数量

板　　块	项目数量(项)
综合服务类	35
医技诊疗类	99

续　表

板　　块	项目数量（项）
中医类	53
临床诊疗类	235
合计	422

　　基于比价结果，综合各方意见，本轮改革共调整 1 399 项。其中，第一轮改革（2015 年 12 月、2016 年 2 月）分两批次调整 90 项。主要包括护理费、换药、清创缝合、烧伤、康复、诊查费、床位费及中医类项目。第二轮改革（2016 年 10 月）调整 572 项。主要包括静脉输液等综合类项目、病理类项目、临床诊疗及手术部分项目、中医类项目等。第三轮改革（2017 年 2 月）调整 737 项。主要包括手术类、临床诊疗类、中医类、综合服务类（诊查、护理）、核素和放射治疗类、康复类等项目（表 4－15）。

表 4－15　上海市 2015～2017 年医疗服务价格调整情况

年份（年）	调整数量（项）	板　　块			
		综合服务（项）	医技诊疗（项）	临床诊疗（项）	中医（民族医）（项）
2015	42	18	0	24	0
2016	48	32	0	0	16
2016	572	10	32	511	19
2017	737	20	28	667	22

　　本轮改革医疗服务价格调整以调升为主。其中，综合类平均升高 81%，医技诊疗类类平均提高 42%，临床诊疗类平均提高 44%。中医类平均提高 46%（表 4－16）。

表 4－16　上海市 2015～2017 年医疗服务价格调整情况

板　　块	项目数量（项）	调整幅度（%）
综合服务类	80	81
医技诊疗类	60	42
中医类	57	46
临床诊疗类	1 202	44
合计	1 399	45

第四节　上海市 2015~2017 年医疗服务价格调整效果评估

一、评估方法

（一）评估方法及对象

采用趋势描述分析法，观察评估改革效果变化。纳入 2014~2016 年相关数据，分析改革中各项数据指标变化。以上海市所有二、三级公立医院为研究对象。将本轮改革中的四批次调整作为一个整体，直接比较改革后与改革前的水平和斜率变化。

（二）效果评价指标及采集表

1. 评估时间范围及来源

2014~2016 年年度数据，截至 2017 年 6 月的效果数据。数据来源为《上海市卫生计生财务报表》《上海市医保年鉴》《上海市卫生计生统计公报》等。

2. 公立医院经济运行指标

二、三级公立医院收支总额及结余、收支结构数据（医疗服务收入占比、药占比、耗材占比、财政补助占比、人员支出占比等）；年门急诊收入及支出结构、住院收支结构、年医疗服务收入（诊查费、手术费、护理费、诊疗费）及调整后补偿率等。

3. 比价关系指标

评价改革前后比值比分布变化（集中及离散趋势）、有无显著差异等。

二、评估结果

（一）公立医院取消药品加成补偿情况分析

上海市自 2015 年启动医药分开改革，分三轮取消公立医院药品加成，同时，分批调整 1 399 项次医疗服务项目价格。随着价格调整的逐步到位，各级公立医疗机构补偿水平不断上升，上海市申康医院发展中心（以下简称"申康"）所属大部分医院（15 家）补偿情况已超出 85% 的预期目标。同时，上海市财政对申康所属医院分别于 2016 年、2017 年核拨付 0.99 亿元和 1.2 亿元补助，2017 年对国家委属委管医院核拨付 0.79 亿元补助，总计 2.98 亿元。

2015~2017年6月上海市公立医院共减少药品加成收入66.20亿元,调价项目增收61.18亿元,总体补偿率92.42%(表4-17)。

表4-17　上海市公立医院补偿率情况

公立医院类型	药品加成减收(亿)	调价增收(亿元)	补偿率(%)
市级	38.33	34.91	91.08
区属	27.87	26.27	94.26
合计	66.20	61.18	92.42

从各个医疗系统来看,第一轮市级医院药品减收8.68亿元,调价项目增收5.56亿元,总体补偿率64.03%。区属医院药品减收6.30亿元,调价增收6.55亿元,补偿率103.98%。第二轮市级医院药品总体减收7.72亿元,调价项目增收7.49亿元,总体补偿率97.03%。区属医院药品减收5.78亿元,调价增收5.22亿元,补偿率90.13%。第三轮市级医院药品总体减收13.11亿元,调价项目增收13.68亿元,总体补偿率104.34%。区属医院药品减收9.53亿元,调价增收8.97亿元,补偿率94.13%(表4-18)。

表4-18　上海市各类公立医院补偿率情况

医院类型	第一轮			第二轮			第三轮		
	药品加成减收(亿元)	调价增收(亿元)	补偿率(%)	药品加成减收(亿元)	调价增收(亿元)	补偿率(%)	药品加成减收(亿元)	调价增收(亿元)	补偿率(%)
申康	5.47	4.03	73.67	4.97	4.3	86.52	8.16	9.06	111.03
复旦	2.14	1.01	47.20	1.83	2.11	115.30	3.3	3.2	96.97
二军大	1.07	0.51	47.66	0.91	1.08	118.68	1.65	1.42	86.06
区属	6.3	6.55	103.97	5.78	5.22	90.31	9.53	8.97	94.12
合计	14.98	12.1	80.77	13.49	12.71	94.22	22.64	22.65	100.04

(二)公立医院经济运行影响评估

上海市公立医院总收入、总支出呈现上升趋势,而收支结余保持相对稳定。公立医院总收入从2014年793.6亿元增长至2016年1 003.0亿元,上升26.4%,年平均增长率13.2%;总支出从2014年774.0亿元增长至2016年992.6亿元,上升28.2%,年平均增长率14.1%。改革后2016年收入增幅较改革前(11.9%)高,为12.9%;较改革前支出增幅(13.8%)降低,为12.7%(表4-19)。

表 4-19　2014~2016 年上海市公立医院收支情况

收支类别	2014 年（亿元）	2015 年（亿元）	环比变化率（%）	2016 年（亿元）	环比变化率（%）	年均增长率（%）
总收入	793.6	888.1	11.9	1 003	12.9	13.2
总支出	774	881.1	13.8	992.6	12.7	14.1
收支结余	57.5	53.4	-64.3	57.6	48.6	0.1

　　上海市公立医院收入结构中医疗收入、财政补助收入和其他收入均呈现上升趋势。其中，医疗收入从 2014 年 663.9 亿元增长至 2016 年 839.4 亿元，上升 26.4%，年平均增长率 13.2%。医疗收入、财政补助收入、其他收入和科教项目收入的比例保持相对稳定。其中，医疗收入占比最高，2016 年为 83.7%（表 4-20，图 4-2）。

表 4-20　2014~2016 年上海市公立医院收入结构情况

收入类别	2014 年（亿元）	2015 年（亿元）	2016 年（亿元）	年均增长率（%）
财政补助收入	91.5	104.9	118.9	15.0
科教项目收入	14.8	17.0	15.8	3.4
医疗收入	663.9	737.1	839.4	13.2
其他收入	23.4	25.4	28.9	11.8

　　药品收入逐年增高，从 2014 年 298.0 亿元上升至 2016 年 351.5 亿元，但其在医院收入中占比逐年下降，从 2014 年 37.6%下降至 2016 年 35.0%（图 4-3）。

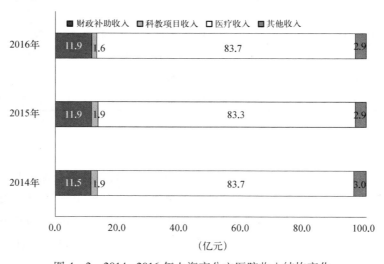

图 4-2　2014~2016 年上海市公立医院收入结构变化

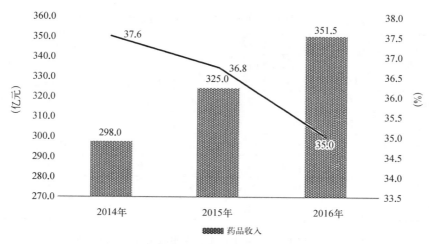

图 4-3　2014~2016 年上海市公立医院药品收入及占比变化

从不同级别及医院类型分析,上海市三级公立医院收入结构中各类型收入均呈现上升趋势,二级公立医院收入结构中除科教项目、其他收入外均呈现明显上升趋势,且三级公立医院各类型收入年平均增长率均高于二级公立医院。三级公立医院中财政补助收入年平均增长率最快,达到 18.7%,科教项目收入年平均增长率最低,为 3.8%。而二级公立医院中财政补助收入年平均增长率最快,达到 10.04%(表 4-21)。

表 4-21　2014~2016 年上海市不同级别公立医院收入结构变化

收入类别	三 级 医 院				二 级 医 院			
	2014 年 (亿元)	2015 年 (亿元)	2016 年 (亿元)	年均增长率(%)	2014 年 (亿元)	2015 年 (亿元)	2016 年 (亿元)	年均增长率(%)
医疗收入	423.6	492.6	558.8	16.0	240.4	244.6	280.7	8.4
其中: 药品收入	181.3	206.9	223.1	11.5	116.7	118.1	128.4	5.0
财政补助收入	50.2	66.2	69.1	18.7	41.3	38.7	49.8	10.4
科教项目收入	13.3	15.6	14.3	3.8	1.5	1.4	1.4	-0.7
其他收入	17	18.8	22.3	15.9	6.5	6.5	6.6	1.0
合计	504	593.2	664.5	15.9	289.6	291.2	338.5	8.5

上海市综合医院、专科医院、中医院收入结构中除科教项目收入外均呈现上升趋势,且中医院除其他收入年平均增长率略低外,各类型收入年平均增长率均远高于专科医院和综合医院。其中,中医院的收入合计年平均增长率最高,为 48.0%,高于专科医院的 23.3% 及综合医院的 9.1%(表 4-22、表 4-23)。

表 4-22　2014~2016 年上海市不同类型公立医院收入结构变化

收入类别	综合医院				专科医院			
	2014 年（亿元）	2015 年（亿元）	2016 年（亿元）	年均增长率（%）	2014 年（亿元）	2015 年（亿元）	2016 年（亿元）	年均增长率（%）
医疗收入	535.4	559.5	632.5	9.1	91.2	113.1	133.8	23.3
其中：药品收入	242.0	246.9	265.6	4.9	32.8	40.2	44.5	17.9
财政补助收入	75.7	85.3	96.6	13.8	12.2	14.1	16.2	16.7
科教项目收入	11.5	11.4	11.2	-1.1	2.0	2.9	2.3	7.7
其他收入	17.2	18.0	21.0	10.9	3.4	4.0	4.5	15.6
合计	639.7	674.1	761.3	9.5	108.8	134.1	156.9	22.1

表 4-23　2014~2016 年上海市公立中医医院收入结构变化

收入类别	中医院			
	2014 年（亿元）	2015 年（亿元）	2016 年（亿元）	年均增长率（%）
医疗收入	37.3	64.5	73.1	48
其中：药品收入	23.2	37.9	41.4	39.2
财政补助收入	3.7	5.6	6.1	32.8
科教项目收入	1.3	2.7	2.2	36.2
其他收入	2.8	3.3	3.4	12.4
合计	45	76.2	84.9	44.2

　　上海市公立医院门诊收入结构中各类型收入均呈现上升趋势。其中，门诊总收入从 2014 年 321.9 亿元增长至 2016 年 385.3 亿元，上升 19.7%，年平均增长率 9.9%；卫生材料收入从 2014 年 5.8 亿元增长至 2016 年 7.9 亿元，年平均增长率 17.4%，高于其他类型收入年平均增长率。改革后医疗服务收入增长明显，药品增幅降低。改革后 2016 年门诊收入增幅降低。挂号和诊察收入增长明显，由改革前 6%、9% 增长到 21.7%、30.3%；检查、治疗、手术收入增幅均较改革前提高，分别由 10.5%、12.4%、10.0% 上升到 12.8%、15.4% 和 13.0%。药品收入增幅降低，由改革前的 8.6% 降低为 4.1%（表 4-24）。

表 4-24　2014~2016 年上海市公立医院门诊收入结构情况

收入类别	2014 年（亿元）	2015 年（亿元）	环比变化率（%）	2016 年（亿元）	环比变化率（%）	年均增长率（%）
挂号收入	10	10.6	6.0	12.9	21.7	14.2
诊察收入	10	10.9	9.0	14.2	30.3	20.6

续　表

收入类别	2014 年（亿元）	2015 年（亿元）	环比变化率（%）	2016 年（亿元）	环比变化率（%）	年均增长率（%）
检查收入	35.3	39	10.5	44	12.8	12.2
化验收入	34.4	39.1	13.7	44.4	13.6	14.6
治疗收入	28.3	31.8	12.4	36.7	15.4	14.7
手术收入	7	7.7	10.0	8.7	13.0	11.7
卫生材料收入	5.8	6.8	17.2	7.9	16.2	17.4
药品收入	175.7	190.8	8.6	198.7	4.1	6.6
其他门诊收入	15.2	16.8	10.5	18	7.1	9.1
合计	321.9	353.4	9.8	385.3	9.0	9.9

　　上海市公立医院各年度门诊收入结构药品收入比例最高,但呈逐年下降趋势,从 2014 年 54.57%下降到 2016 年 51.56%。其余各类型收入比例保持相对稳定(图 4-4)。

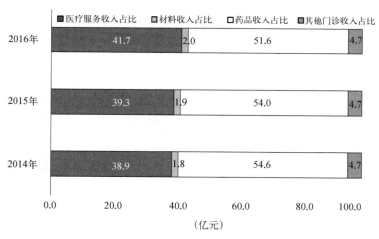

图 4-4　2014~2016 年上海市公立医院各年度门诊收入结构情况

　　2014~2016 年,医疗服务收入占比逐年升高,2016 年较 2014 年上升 2.8%,而药品收入占比逐年下降,2016 年较 2014 年下降 3.0%,其他门诊收入占比无明显变化。

　　以技术劳务为主的项目收入、以物耗为主的项目收入、其他门诊收入占比无明显变化,2015~2016 年,技术劳务为主的项目收入占比上升 1.6%,以物耗为主的项目收入占比下降 1.5%(图 4-5)。

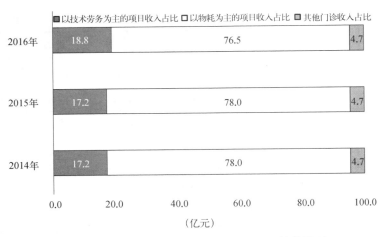

图 4－5　上海市公立医院各年度门诊收入结构情况

上海市公立医院住院收入结构中,除其他住院收入略有下降外,各类型收入均呈现上升趋势。其中,住院总收入从 2014 年 342.0 亿元增长至 2016 年 441.1 亿元,上升 29.0%,年平均增长率为 14.5%;护理收入年平均增长率最快,为 38.0%。改革后医疗服务收入增长明显,药品增幅降低。改革后护理收入增幅较改革前明显增长,由 14.6%升高到 54.5%。床位、诊察、检查、化验、治疗和手术改革后收入增幅也略有提升。药品收入增幅较改革前降低,由 9.7%降低为 9.2%(表 4－25)。

表 4－25　2014~2016 年上海市公立医院住院收入结构情况

收入类别	2014 年 (亿元)	2015 年 (亿元)	环比变化 率(%)	2016 年 (亿元)	环比变化 率(%)	年均增长 率(%)
床位收入	17.6	18.6	5.7	21.8	17.2	11.9
诊察收入	3.7	3.8	2.7	4.1	7.9	4.4
检查收入	20.7	23.3	12.6	27.5	18.0	16.5
化验收入	39.6	44.8	13.1	51.3	14.5	14.9
治疗收入	21.2	25.5	20.3	33	29.4	27.8
手术收入	25.3	27.2	7.5	31.4	15.4	12.1
护理收入	4.8	5.5	14.6	8.5	54.5	38
卫生材料收入	76.1	90.7	19.2	106.2	17.1	19.8
药品收入	122.3	134.2	9.7	146.5	9.2	9.9
其他住院收入	10.5	10	-4.8	10.3	3.0	-0.7
合计	342	383.7	12.2	441.1	15.0	14.5

上海市公立医院各年度住院收入结构中药品收入比例占比最高,但呈逐年下降趋势,从2014年35.77%下降到2016年33.21%,其余各类型收入比例保持相对稳定,或略有下降(图4-6)。

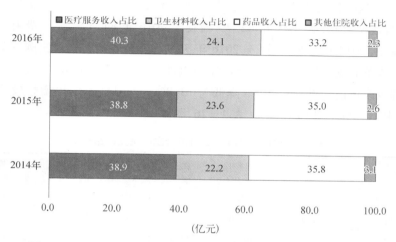

图4-6　2014~2016年上海市公立医院各年度门诊收入结构情况

医疗服务收入占比升高1.4%,卫生材料收入占比升高1.9%,而药品收入占比和其他住院收入占比逐年下降,2016年较2014年药品收入占比下降2.6%,2016年较2014年其他住院收入占比下降0.8%。

以技术劳务为主的项目收入占比增高,上升1.2%,而以物耗为主的项目收入下降0.4%,其他收入下降0.8%(图4-7)。

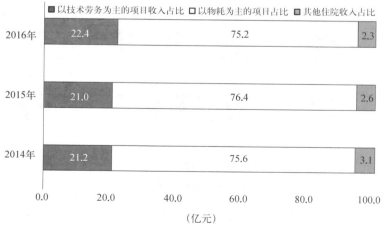

图4-7　2014~2016年上海市公立医院各年度住院收入结构

上海市公立医院住院支出结构中医疗业务成本及其包含的药品费、财政项目补助支出、科教项目支出均呈现逐年上升趋势。其中,公立医院总支出从2014年774.0亿元增长至2016年992.6亿元,上升28.2%,年平均增长率14.1%;科教项目支出年平均增长率最快,为25.8%。医疗业务成本占比最高,并且逐年上升,从2014年82.9%增长至2016年84.3%,管理费用占比逐年下降,从2014年8.8%下降至2016年7.1%,其余各类型收入比例保持相对稳定。改革后支出增幅降低,药品支出增幅提高。改革后2016年医疗业务成本增幅较改革前降低,由14.5%降低为13.8%。药品成本支出增幅较改革前升高,由10.1%上升到12.6%(表4-26,图4-8)。

表4-26　2014~2016年上海市公立医院支出结构情况

支出类别	2014年(亿元)	2015年(亿元)	环比变化率(%)	2016年(亿元)	环比变化率(%)	年均增长率(%)
医疗业务成本	641.9	735.1	14.5	836.5	13.8	15.2
其中,药品费	259.5	285.6	10.1	321.6	12.6	12
财政项目补助支出	46.1	61.9	34.3	63.2	2.1	18.5
科教项目支出	9.5	11.2	17.9	14.4	28.6	25.8
管理费用	68	65	-4.4	70.2	8.0	1.6
其他支出	8.6	7.8	-9.3	8.4	7.7	-1.1
支出合计	774	881.1	13.8	992.6	12.7	14.1

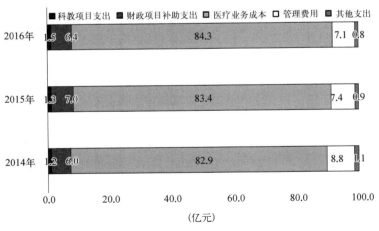

图4-8　2014~2016年上海市公立医院各年度支出结构变化

同时,不断上涨的医疗业务成本中包含的药品费用虽然总量逐年上升,但其占支出合计的占比逐年下降,从2014年33.5%下降至2016年32.4%(图4-9)。

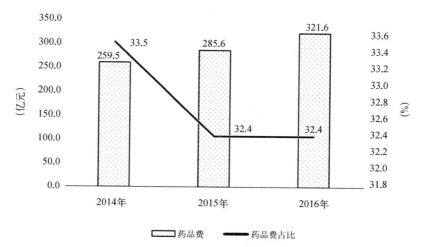

图 4-9 2014~2016 年上海市公立医院总支出中费占比变化情况

上海市公立医院医疗业务成本逐年上升,其中各类型支出均呈现逐年上升趋势。公立医院医疗业务总成本从 2014 年 709.7 亿元增长至 2016 年 906.6 亿元,上升 27.8%,年平均增速 13.9%;无形资产摊销费年平均增长率最快,为 68.2%。业务总成本改革后增幅较改革前增加,由 12.7% 上升到 13.3%。改革后人员支出增幅降低,由 17.7% 降低到 12.2%。卫生材料支出增幅较改革前增加,由 14.3% 上升到 20.3%(表 4-27)。

表 4-27 2014~2016 年上海市公立医院医疗业务成本结构变化

支出类别	2014 年（亿元）	2015 年（亿元）	环比变化率（%）	2016 年（亿元）	环比变化率（%）	年均增长率（%）
人员支出	239.4	281.8	17.7	316.2	12.2	16
卫生材料费	118.8	135.8	14.3	163.3	20.3	18.7
药品费	259.5	285.6	10.1	321.6	12.6	12
固定资产折旧费	13.9	15.8	13.7	17.8	12.7	13.8
无形资产摊销费	0.1	0.1	0.0	0.2	100.0	68.2
提取医疗风险基金	1.2	1.3	8.3	1.5	15.4	11.5
其他费用	76.7	79.6	3.8	86.1	8.2	6.1
合计	709.7	800.1	12.7	906.6	13.3	13.9

上海市公立医院各年度医疗成本构成中药品费占比最高,呈现逐年下降趋势,从 2014 年占比 36.6% 下降至 2016 年 35.5%,人员支出占比呈现波动上升趋势,从 2014 年占比 33.7% 上升至 2016 年 34.9%;卫生材料费则呈现逐年上升趋势,从 2014 年占比 16.7% 上升至 2016 年 18.0%(图 4-10)。

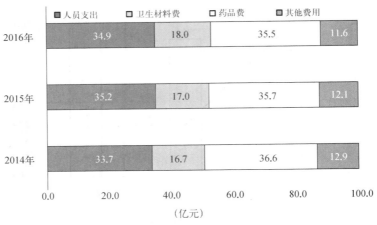

图 4-10 上海市公立医院各年度医疗业务成本构成变化

(三) 医疗服务项目比价关系影响评估

按照前期确定的构成比比值研究方法,将手术类、综合类、中医类等类别相对应的医疗服务项目调价前后的构成比比值指标分布变化情况进行比较分析,总体看,价格调整后比价关系趋于合理,更好地体现了医务人员劳务价值。

手术类和病理类比价关系得到明显优化

通过概率拟合变化情况分析可见,一是各项目构成比比值明显向 1 集中,离散度变小,比价关系结构得到调整(图 4-11、图 4-12);二是综合类和中医类比价关系得到改善。综合类和中医类构成比比值分布趋于向 1 集中,离散度降低,但是改善度不如手术类项目显著(图 4-13、图 4-14)。

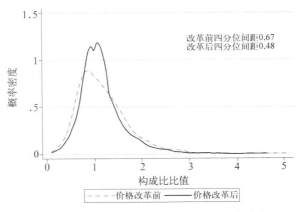

图 4-11 手术类改革前后比价关系分布变化

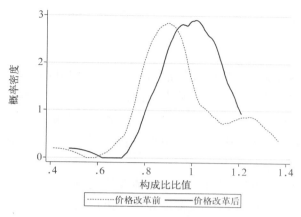

图4-12　病理类改革前后比价关系分布变化

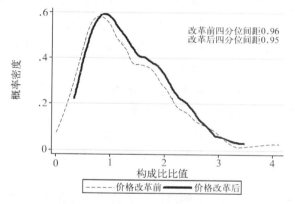

改革前四分位间距0.96
改革后四分位间距0.95

图4-13　综合类项目改革前后比价关系分布变化

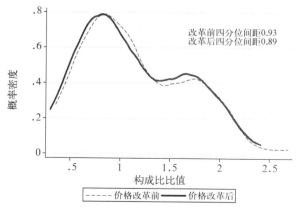

改革前四分位间距0.93
改革后四分位间距0.89

图4-14　中医类项目改革前后比价关系分布变化

（四）评估总结

1. 补偿率方面

调查发现尽管通过医疗服务价格调整实现了计划的补偿率目标，但分层分析显示对各类医院的支撑力度是不同的，如第一轮以综合类调整为主的策略下，复旦大学及第二军医大学（现海军军医大学）等附属医院的补偿率不到50%。提示各类医院运行服务结构不同，在价格调整时应考虑兼顾。

2. 公立医院

经济运行方面评估发现公立医院总体经济运行平稳，门诊和住院收支结构逐步优化。表现为收入的增长幅度高于支出增长幅度，药品收入占比逐年下降，从2014年37.6%下降至2016年35.0%。门诊医疗服务收入占比逐年升高，2016年较2014年上升2.8%，技术劳务为主的项目收入占比上升1.6%，以物耗为主的项目收入占比下降1.5%。住院药品收入逐年下降，从2014年35.77%下降到2016年33.21%，医疗服务收入占比升高1.4%，卫生材料收入占比升高1.9%，以技术劳务为主的项目收入占比上升1.2%，而以物耗为主的项目收入下降0.4%。但医疗服务项目价格尚没有调整到位，表现在以下几方面：① 医疗服务收入的结构占比提升力度小，如门诊中仅为2.8%，其中技术劳务收入仅增加1.6%；② 综合类、中医类等项目比价关系变化小，比价关系优化度有限；③ 仍存在其他代偿行为，如卫生材料、检查及化验收入增幅较高。

综合以上来看，基于比价下的医疗服务价格调整是可行的，实现了运行结构及比价关系的逐步优化。该方法可以结合每批次调价空间灵活设定调价建议，体现了弹性和动态性的理论特点。

附表 1　144 项中医类医疗服务项目标准化价值测算数据及结果表

项目名称	基本人力及耗时投入及价值										技术难度	风险难度	技术难度和风险程度总值	技术难度和风险相对系数	技术难度和风险相对系数平方根转换	Y^*（元）	C^{**}（元）	SV^{***}（元）
	$K_{(doctor)}$① （人）	$T_{(doctor)}$② （分钟）	$v_{(doctor)}$③ （元）	$K_{(nurse)}$ （人）	$T_{(nurse)}$ （分钟）	$v_{(nurse)}$ （元）	$K_{(pharmacists)}$ （人）	$T_{(pharmacists)}$ （分钟）	$v_{(pharmacists)}$ （元）	total④ （元）								
中药封包治疗（小）	0	0	0	1	15	23	0	0	0	23	25	25	625	6.0	0.4	32	3	35
中药封包治疗（中）	0	0	0	1	15	23	0	0	0	23	30	30	900	8.7	0.5	34	3	37
中药封包治疗（大）	0	0	0	1	15	23	0	0	0	23	35	35	1 225	11.8	0.5	36	5	41
中药封包治疗（特大）	0	0	0	1	15	23	0	0	0	23	40	40	1 600	15.4	0.6	37	14	51
中药局部熏洗治疗	0	0	0	1	20	31	0	0	0	31	35	30	1 050	10.1	0.5	47	4	51
中药半身熏洗治疗	0	0	0	1	30	47	0	0	0	47	35	35	1 225	11.8	0.5	71	4	76
中药全身熏洗治疗	0	0	0	1	40	62	0	0	0	62	40	40	1 600	15.4	0.6	99	4	103
中药蒸汽治疗	0	0	0	1	40	62	0	0	0	62	60	60	3 600	34.6	0.8	110	13	123
颈椎病推拿治疗	1	15	33	0	0	0	0	0	0	33	65	36	2 340	22.5	0.7	56	8	63
落枕推拿治疗	1	15	33	0	0	0	0	0	0	33	58	30	1 740	16.7	0.6	54	7	60
急性腰扭伤推拿治疗	1	15	33	0	0	0	0	0	0	33	55	25	1 375	13.2	0.6	52	11	63
腰肌劳损推拿治疗	1	15	33	0	0	0	0	0	0	33	51	21	1 071	10.3	0.5	50	11	61

项目名称	基本人力及耗时投入及价值										技术难度	风险难度	技术难度和风险程度总值	技术难度和风险相对系数	技术难度和风险相对系数数平方根转换	Y*（元）	C**（元）	SV***（元）
	K①(doctor)（人）	T②(doctor)（分钟）	v③(doctor)（元）	K(nurse)（人）	T(nurse)（分钟）	v(nurse)（元）	K(pharmacists)（人）	T(pharmacists)（分钟）	v(pharmacists)（元）	total④（元）								
肩周炎推拿治疗	1	15	33	0	0	0	0	0	0	33	48	21	1 008	9.7	0.5	50	7	56
小儿肌性斜颈推拿治疗	1	15	33	0	0	0	0	0	0	33	41	14	574	5.5	0.4	46	5	50
小儿捏脊治疗	1	5	11	0	0	0	0	0	0	11	41	14	574	5.5	0.4	15	5	21
血栓性外痔切除术	1	10	22	1	10	16	0	0	0	38	20	8	160	1.5	0.1	41	492	533
混合痔外剥内扎术	2	30	133	1	30	47	0	0	0	179	43	35	1 505	14.5	0.6	284	520	803
人工煎药	0	0	0	0	0	0	0	20	35	35	39	20	780	7.5	0.4	51	3	54
中药热奄包治疗（小）	0	0	0	1	20	31	0	0	0	31	25	25	625	6.0	0.4	43	14	57
中药热奄包治疗（中）	0	0	0	1	20	31	0	0	0	31	30	30	900	8.7	0.5	46	14	60
中药热奄包治疗（大）	0	0	0	1	20	31	0	0	0	31	35	35	1 225	11.8	0.5	48	14	62
中药热奄包治疗（特大）	0	0	0	1	20	31	0	0	0	31	40	40	1 600	15.4	0.6	49	14	64
中药化腐清创术（小）	1	20	44	1	20	31	0	0	0	75	70	70	4 900	47.1	0.8	138	15	153
中药化腐清创术（中）	1	30	66	1	30	47	0	0	0	113	75	75	5 625	54.1	0.9	211	14	225
中药化腐清创术（大）	2	40	177	2	40	124	0	0	0	301	80	80	6 400	61.5	0.9	571	17	588
中药化腐清创术（特大）	3	60	399	3	60	279	0	0	0	678	85	85	7 225	69.5	0.9	1 303	27	1 330
锁骨骨折手法复位术	3	20	133	0	0	0	0	0	0	133	35	40	1 400	13.5	0.6	208	16	224
肱骨外科颈骨折手法整复术	3	20	133	0	0	0	0	0	0	133	66	40	2 640	25.4	0.7	226	16	243

续　表

项目名称	基本人力及耗时投入及价值										技术难度	风险难度	技术难度和风险程度总值	技术难度和风险相对系数	技术难度和风险相对系数平方根转换	Y*（元）	C**（元）	SV***（元）
	K①(doctor)（人）	T②(doctor)（分钟）	v③(doctor)（元）	K(nurse)（人）	T(nurse)（分钟）	v(nurse)（元）	K(pharmacists)（人）	T(pharmacists)（分钟）	v(pharmacists)（元）	total④（元）								
肱骨大结节骨折手法整复术	3	20	133	0	0	0	0	0	0	133	49	38	1 862	17.9	0.6	216	16	233
肱骨干骨折手法整复术	4	40	355	0	0	0	0	0	0	355	72	60	4 320	41.5	0.8	641	16	658
肱骨髁上骨折手法整复术	4	30	266	0	0	0	0	0	0	266	85	65	5 525	53.1	0.9	495	16	512
肱骨髁间骨折手法整复术	4	40	355	0	0	0	0	0	0	355	80	75	6 000	57.7	0.9	667	16	683
肱骨内外髁骨折手法整复术	3	20	133	0	0	0	0	0	0	133	71	80	5 680	54.6	0.9	248	16	265
尺骨鹰嘴骨折手法整复术	3	20	133	0	0	0	0	0	0	133	35	38	1 330	12.8	0.6	207	16	223
桡骨头骨折手法整复术	3	20	133	0	0	0	0	0	0	133	35	35	1 225	11.8	0.5	204	16	220
桡尺骨干双骨折手法整复术	4	40	355	0	0	0	0	0	0	355	89	80	7 120	68.5	0.9	680	16	696
桡尺骨单骨干骨折手法整复术	4	30	266	0	0	0	0	0	0	266	49	42	2 058	19.8	0.6	438	16	455
尺骨上1/3骨折合并桡骨头脱位手法整复术	4	40	355	0	0	0	0	0	0	355	89	80	7 120	68.5	0.9	680	16	696
桡骨下1/3骨折合并下尺桡关节脱位手法整复术	4	40	355	0	0	0	0	0	0	355	89	55	4 895	47.1	0.8	651	16	667
桡骨下端骨折手法整复术	3	20	133	0	0	0	0	0	0	133	62	38	2 356	22.7	0.7	223	16	239
腕舟骨骨折手法整复术	2	20	89	0	0	0	0	0	0	89	35	42	1 470	14.1	0.6	140	16	156
股骨颈/股骨转子间骨折手法整复术	3	40	266	1	40	62	0	0	0	328	90	80	7 200	69.2	0.9	630	16	646

续 表

项目名称	基本人力及耗时投入及价值										技术难度	风险难度	技术难度和风险程度总值	技术难度和风险相对系数	技术难度和风险相对系数平方根转换	Y^*（元）	C^{**}（元）	SV^{****}（元）
	$K①_{(doctor)}$（人）	$T②_{(doctor)}$（分钟）	$v③_{(doctor)}$（元）	$K_{(nurse)}$（人）	$T_{(nurse)}$（分钟）	$v_{(nurse)}$（元）	$K_{(pharmacists)}$（人）	$T_{(pharmacists)}$（分钟）	$v_{(pharmacists)}$（元）	$total④$（元）								
股骨干骨折手法整复术	3	40	266	1	40	62	0	0	0	328	80	60	4 800	46.2	0.8	601	16	617
股骨髁上骨折手法整复术	3	40	266	1	40	62	0	0	0	328	80	80	6 400	61.5	0.9	621	16	638
髌骨骨折手法整复术	1	40	89	1	40	62	0	0	0	151	35	21	735	7.1	0.4	215	16	231
胫腓骨髁骨折手法整复术	2	40	177	1	40	62	0	0	0	239	71	75	5 325	51.2	0.9	444	16	460
胫腓骨干骨折手法整复术	4	40	355	0	0	0	0	0	0	355	80	63	5 040	48.5	0.8	653	16	670
踝关节单踝骨折手法整复术	3	30	199	0	0	0	0	0	0	199	58	31	1 798	17.3	0.6	323	16	339
踝关节骨折脱位手法整复术	4	70	620	0	0	0	0	0	0	620	90	80	7 200	69.2	0.9	1 191	16	1 208
足部骨折手法整复术	3	40	266	0	0	0	0	0	0	266	35	21	735	7.1	0.4	379	16	395
脊柱骨折手法整复术	5	40	443	0	0	0	0	0	0	443	80	80	6 400	61.5	0.9	840	16	856
肱骨外髁骨折撬拨复位术	3	60	399	1	60	93	0	0	0	492	70	63	4 410	42.4	0.8	892	16	898
肱骨小头骨折撬拨复位术	3	40	266	1	40	62	0	0	0	328	68	60	4 080	39.2	0.8	589	6	595
肱骨内上髁骨折撬拨复位术	3	50	332	1	50	78	0	0	0	410	70	60	4 200	40.4	0.8	739	6	745
桡骨头颈部骨折撬拨复位术	3	60	399	1	60	93	0	0	0	492	70	62	4 340	41.7	0.8	891	6	896
腕部经舟骨月骨周围脱位撬拨复位术	3	50	332	1	50	78	0	0	0	410	70	42	2 940	28.3	0.7	707	6	713
股骨髁部骨折撬拨复位术	3	60	399	1	60	93	0	0	0	492	70	66	4 620	44.4	0.8	897	6	903

项目名称	基本人力及耗时投入及价值										技术难度	风险难度	技术难度和风险程度总值	技术难度和风险相对系数	技术难度和风险相对系数平方根转换	Y^*(元)	C^{***}(元)	SV^{****}(元)
	$K^①$(doctor)(人)	$T^②$(doctor)(分钟)	$v^③$(doctor)(元)	K(nurse)(人)	T(nurse)(分钟)	v(nurse)(元)	K(pharmacists)(人)	T(pharmacists)(分钟)	v(pharmacists)(元)	$total^④$(元)								
胫骨踝部骨折撬拨复位术	3	70	465	1	60	93	0	0	0	558	70	63	4 410	42.4	0.8	1 013	6	1 018
踝关节骨折撬拨复位术	3	60	399	1	60	93	0	0	0	492	70	60	4 200	40.4	0.8	887	6	893
跟骨骨折撬拨复位术	3	60	399	1	60	93	0	0	0	492	70	65	4 550	43.8	0.8	896	6	901
经皮穿刺管状骨骨折闭合复位内固定术	3	50	332	1	50	78	0	0	0	410	70	58	4 060	39.0	0.8	736	469	1 205
经皮穿刺关节骨折闭合复位内固定术	3	50	332	1	50	78	0	0	0	410	70	40	2 800	26.9	0.7	703	469	1 172
颞颌关节脱位手法整复术	2	20	89	0	0	0	0	0	0	89	50	10	500	4.8	0.3	119	61	180
肩锁关节脱位手法整复术	3	30	199	0	0	0	0	0	0	199	18	21	378	3.6	0.3	255	22	277
胸锁关节脱位手法整复术	3	30	199	0	0	0	0	0	0	199	35	18	630	6.1	0.4	277	22	299
肩关节脱位手法整复术	3	30	199	0	0	0	0	0	0	199	60	36	2 160	20.8	0.7	331	22	353
肘关节脱位手法整复术	3	30	133	0	0	0	0	0	0	133	60	34	2 040	19.6	0.6	219	22	241
桡骨头半脱位手法整复术	1	5	11	0	0	0	0	0	0	11	30	8	240	2.3	0.2	13	61	74
桡骨头脱位手法整复术	3	50	332	0	0	0	0	0	0	332	35	32	1 120	10.8	0.5	504	61	565
下桡尺关节脱位手法整复术	3	50	332	0	0	0	0	0	0	332	49	38	1 862	17.9	0.6	541	61	601
手腕部脱位手法整复术	2	30	133	0	0	0	0	0	0	133	50	21	1 050	10.1	0.5	200	61	260

续表

项目名称	基本人力及时耗投入及价值										技术难度	风险难度	技术难度和风险程度总值	技术难度和风险相对系数	技术难度和风险相对系数平方根转换	Y^*(元)	C^{**}(元)	SV^{***}(元)
	$K^{①}$ (doctor)(人)	$T^{②}$ (doctor)(分钟)	$v^{③}$ (doctor)(元)	K (nurse)(人)	T (nurse)(分钟)	v (nurse)(元)	K (pharmacists)(人)	T (pharmacists)(分钟)	v (pharmacists)(元)	$total^{④}$(元)								
髋关节脱位手法整复术	3	60	399	1	60	93	0	0	0	492	90	68	6 120	58.8	0.9	927	7	934
髌骨脱位手法整复术	2	30	133	0	0	0	0	0	0	133	49	10	490	4.7	0.3	178	61	238
足部关节脱位手法整复术	2	20	89	0	0	0	0	0	0	89	49	21	1 029	9.9	0.5	133	61	194
脱位合并撕脱骨折手法整复术	3	50	332	1	50	78	0	0	0	410	70	40	2 800	26.9	0.7	703	7	710
肋骨骨折叠瓦式外固定术	3	30	199	0	0	0	0	0	0	199	13	8	104	1.0	0.0	199	52	251
关节粘连手法松解术	3	30	199	0	0	0	0	0	0	199	35	31	1 085	10.4	0.5	301	3	304
大关节粘连手法松解术	3	50	332	0	0	0	0	0	0	332	44	39	1 716	16.5	0.6	535	12	547
外固定架调整术	2	20	89	0	0	0	0	0	0	89	30	18	540	5.2	0.4	120	55	175
面针治疗	1	20	44	0	0	0	0	0	0	44	33	24	792	7.6	0.4	64	4	67
鼻针治疗	1	20	44	0	0	0	0	0	0	44	33	24	792	7.6	0.4	64	4	67
鼻腔针刺治疗	1	20	44	0	0	0	0	0	0	44	20	24	480	4.6	0.3	59	4	63
口针治疗	1	20	44	0	0	0	0	0	0	44	33	24	792	7.6	0.4	64	4	67
舌针治疗	1	20	44	0	0	0	0	0	0	44	40	24	960	9.2	0.5	66	4	69
腹针治疗	1	20	44	0	0	0	0	0	0	44	33	12	396	3.8	0.3	57	4	61
手针治疗	1	20	44	0	0	0	0	0	0	44	33	12	396	3.8	0.3	57	4	61
腕踝针治疗	1	20	44	0	0	0	0	0	0	44	26	8	208	2.0	0.2	51	4	55

项目名称	基本人力及耗时投入及价值										技术难度	风险难度	技术难度和风险程度总值	技术难度和风险相对系数	技术难度和风险相对系数数平方根转换	Y^*（元）	C^{**}（元）	SV^{***}（元）
	$K^①$(doctor)（人）	$T^②$(doctor)（分钟）	$v^③$(doctor)（元）	K(nurse)（人）	T(nurse)（分钟）	v(nurse)（元）	K(pharmacists)（人）	T(pharmacists)（分钟）	v(pharmacists)（元）	$total^④$（元）								
项针治疗	1	20	44	0	0	0	0	0	0	44	53	40	2 120	20.4	0.7	73	4	77
夹脊针治疗	1	20	44	0	0	0	0	0	0	44	46	35	1 610	15.5	0.6	71	4	74
梅花针治疗	1	30	66	0	0	0	0	0	0	66	26	12	312	3.0	0.2	82	4	86
督灸治疗	2	150	665	0	0	0	0	0	0	665	80	40	3 200	30.8	0.7	1 159	6	1 165
大灸治疗	1	90	199	0	0	0	0	0	0	199	80	40	3 200	30.8	0.7	348	6	354
雷火灸治疗	1	30	66	0	0	0	0	0	0	66	46	24	1 104	10.6	0.5	101	11	112
太乙神针灸治疗	1	30	66	0	0	0	0	0	0	66	46	24	1 104	10.6	0.5	101	11	112
走罐治疗	1	10	22	0	0	0	0	0	0	22	40	12	480	4.6	0.3	30	2	32
普通滚针治疗	1	20	44	0	0	0	0	0	0	44	20	8	160	1.5	0.1	48	6	54
电滚针治疗	1	20	44	0	0	0	0	0	0	44	25	8	200	1.9	0.1	51	6	57
颈椎小关节紊乱推拿治疗	1	15	33	0	0	0	0	0	0	33	65	38	2 470	23.8	0.7	56	8	64
胸椎小关节紊乱推拿治疗	1	15	33	0	0	0	0	0	0	33	56	25	1 400	13.5	0.6	52	8	60
腰椎小关节紊乱推拿治疗	1	15	33	0	0	0	0	0	0	33	58	25	1 450	13.9	0.6	52	8	60
腰椎间盘突出症推拿治疗	2	15	66	0	0	0	0	0	0	66	58	28	1 624	15.6	0.6	106	8	114
第三腰椎横突综合征推拿治疗	1	15	33	0	0	0	0	0	0	33	41	16	656	6.3	0.4	47	8	55

续　表

项目名称	基本人力及时耗及投入价值										技术难度	风险难度	技术难度和风险程度总值	技术难度和风险相对系数	技术难度和风险相对系数平方根转换	Y^*（元）	C^{**}（元）	SV^{***}（元）
	$K^①$ (doctor)（人）	$T^②$ (doctor)（分钟）	$v^③$ (doctor)（元）	K (nurse)（人）	T (nurse)（分钟）	v (nurse)（元）	K (pharmacists)（人）	T (pharmacists)（分钟）	v (pharmacists)（元）	$total^④$（元）								
骶髂关节紊乱症推拿治疗	1	15	33	0	0	0	0	0	0	33	51	21	1 071	10.3	0.5	50	8	58
强直性脊柱炎推拿治疗	1	15	33	0	0	0	0	0	0	33	48	25	1 200	11.5	0.5	51	8	59
退行性脊柱炎推拿治疗	1	15	33	0	0	0	0	0	0	33	51	20	1 020	9.8	0.5	50	8	58
滑囊炎推拿治疗	1	15	33	0	0	0	0	0	0	33	41	21	861	8.3	0.5	48	5	54
桡骨茎突狭窄性腱鞘炎推拿治疗	1	10	22	0	0	0	0	0	0	22	38	21	798	7.7	0.4	32	7	39
退行性膝关节炎推拿治疗	1	15	33	0	0	0	0	0	0	33	38	21	798	7.7	0.4	48	5	53
踝关节损伤推拿治疗	1	10	22	0	0	0	0	0	0	22	41	21	861	8.3	0.5	32	7	39
腕关节损伤推拿治疗	1	10	22	0	0	0	0	0	0	22	41	21	861	8.3	0.5	32	7	39
头痛推拿治疗	1	15	33	0	0	0	0	0	0	33	38	14	532	5.1	0.4	45	6	51
眩晕推拿治疗	1	15	33	0	0	0	0	0	0	33	41	14	574	5.5	0.4	46	6	52
失眠推拿治疗	1	15	33	0	0	0	0	0	0	33	38	14	532	5.1	0.4	45	6	51
感冒推拿治疗	1	15	33	0	0	0	0	0	0	33	38	14	532	5.1	0.4	45	6	51
咳嗽推拿治疗	1	15	33	0	0	0	0	0	0	33	41	14	574	5.5	0.4	46	6	52
心悸推拿治疗	1	15	33	0	0	0	0	0	0	33	41	21	861	8.3	0.5	48	6	55

续　表

项目名称	基本人力及耗时投入及价值										技术难度	风险难度	技术难度和风险程度总值	技术难度和风险相对系数	技术难度和风险相对系数水平方根转换	Y^*（元）	C^{**}（元）	SV^{****}（元）
	$K^{①}_{(doctor)}$（人）	$T^{②}_{(doctor)}$（分钟）	$v^{③}_{(doctor)}$（元）	$K_{(nurse)}$（人）	$T_{(nurse)}$（分钟）	$v_{(nurse)}$（元）	$K_{(pharmacists)}$（人）	$T_{(pharmacists)}$（分钟）	$v_{(pharmacists)}$（元）	$total^{④}$（元）								
消渴推拿治疗	1	15	33	0	0	0	0	0	0	33	38	14	532	5.1	0.4	45	6	51
胃脘痛推拿治疗	1	15	33	0	0	0	0	0	0	33	38	14	532	5.1	0.4	45	6	51
慢性胆囊炎推拿治疗	1	15	33	0	0	0	0	0	0	33	38	14	532	5.1	0.4	45	6	51
呃逆推拿治疗	1	15	33	0	0	0	0	0	0	33	38	14	532	5.1	0.4	45	6	51
腹泻推拿治疗	1	15	33	0	0	0	0	0	0	33	38	14	532	5.1	0.4	45	6	51
便秘推拿治疗	1	15	33	0	0	0	0	0	0	33	41	14	574	5.5	0.4	46	6	52
癃闭推拿治疗	1	15	33	0	0	0	0	0	0	33	38	14	532	5.1	0.4	45	6	51
面瘫推拿治疗	1	15	33	0	0	0	0	0	0	33	41	14	574	5.5	0.4	46	6	52
中风后遗症推拿治疗	2	30	133	0	0	0	0	0	0	133	41	21	861	8.3	0.5	194	6	200
痛经推拿治疗	1	15	33	0	0	0	0	0	0	33	41	14	574	5.5	0.4	46	6	52
月经不调推拿治疗	1	15	33	0	0	0	0	0	0	33	38	14	532	5.1	0.4	45	6	51
乳蛾推拿治疗	1	15	33	0	0	0	0	0	0	33	38	14	532	5.1	0.4	45	6	51
小儿腹泻推拿治疗	1	15	33	0	0	0	0	0	0	33	38	14	532	5.1	0.4	45	7	52
小儿咳嗽推拿治疗	1	15	33	0	0	0	0	0	0	33	38	14	532	5.1	0.4	45	6	51
小儿积推拿治疗	1	15	33	0	0	0	0	0	0	33	38	14	532	5.1	0.4	45	6	51

续 表

项 目 名 称	基本人力及耗时投入价值										技术难度	风险难度	技术难度和风险程度总值	技术难度和风险相对系数	技术难度和风险相对系数对数平方根转换	Y* (元)	C** (元)	SV*** (元)
	K①(doctor)(人)	T②(doctor)(分钟)	v③(doctor)(元)	K(nurse)(人)	T(nurse)(分钟)	v(nurse)(元)	K(pharmacists)(人)	T(pharmacists)(分钟)	v(pharmacists)(元)	total④(元)								
小儿遗尿推拿治疗	1	15	33	0	0	0	0	0	0	33	38	14	532	5.1	0.4	45	7	52
小儿便秘推拿治疗	1	15	33	0	0	0	0	0	0	33	41	14	574	5.5	0.4	46	6	52
肛周药物注射封闭术	2	10	44	1	10	16	0	0	0	60	35	23	805	7.7	0.4	86	664	751
耳部吹药治疗	1	2	4	0	0	0	0	0	0	4	34	25	850	8.2	0.5	6	3	9
咽部吹药治疗	1	2	4	0	0	0	0	0	0	4	34	25	850	8.2	0.5	6	3	9
外气功治疗	1	20	44	0	0	0	0	0	0	44	77	40	3 080	29.6	0.7	77	5	82
内养功治疗	1	30	66	1	30	47	0	0	0	113	77	40	3 080	29.6	0.7	196	5	201
放松功治疗	1	30	66	1	30	47	0	0	0	113	77	40	3 080	29.6	0.7	196	5	201
气功音乐治疗	1	30	66	0	0	0	0	0	0	66	77	20	1 540	14.8	0.6	105	5	110
外固定架拆除术	3	20	133	0	0	0	0	0	0	133	20	7	140	1.3	0.1	142	16	157
腱鞘囊肿挤压术	2	30	133	0	0	0	0	0	0	133	20	7	140	1.3	0.1	142	3	144
镵针治疗	1	20	44	0	0	0	0	0	0	44	46	28	1 288	12.4	0.5	69	2	71
寰枢关节失稳推拿治疗	1	15	33	0	0	0	0	0	0	33	65	38	2 470	23.8	0.7	56	12	68

① K是基本人力投入量;② T是基本时间投入;③ v是不同类型同投入;④ total是基本价值合计。$total = v(\text{doctor}) + v(\text{nurse}) + v(\text{pharmacists})$,$v(x) = K(x) \times T(x)$。

* Y是标准化技术劳务价值,$Y = total \times (1 + 技术难度和风险相对系数对数平方根转换值)$。

** C是指直接物耗成本,主要为项目直接应用的耗材成本。

*** SV是指标准化价值,$SV = Y + C$。

附表2　144项中医类医疗服务项目现行价格比值比、建议价格及价格增幅

项 目 名 称	现行价格（元）	标化价值（元）	现行价格比值	标化价值比值	比值比	建议价格（元）	建议价格增幅（%）
中药封包治疗（小）	6	35	0.11	0.37	0.30	15	145
中药封包治疗（中）	8	37	0.15	0.39	0.38	17	109
中药封包治疗（大）	10	41	0.19	0.44	0.43	19	93
中药封包治疗（特大）	12	51	0.23	0.54	0.42	24	98
中药局部熏洗治疗	10	51	0.19	0.54	0.35	22	123
中药半身熏洗治疗	15	76	0.28	0.81	0.35	33	122
中药全身熏洗治疗	20	103	0.38	1.10	0.34	45	125
中药蒸汽浴治疗	20	123	0.38	1.31	0.29	51	155
颈椎病推拿治疗	40	63	0.75	0.67	1.13	40	0
落枕推拿治疗	40	60	0.75	0.64	1.18	40	0
急性腰扭伤推拿治疗	50	63	0.94	0.67	1.41	50	0
腰肌劳损推拿治疗	50	61	0.94	0.65	1.45	50	0
肩周炎推拿治疗	40	56	0.75	0.60	1.27	40	0
小儿肌性斜颈推拿治疗	40	50	0.75	0.53	1.42	40	0
小儿捏脊治疗	22	21	0.42	0.22	1.86	22	0
血栓性外痔切除术	100	533	1.89	5.67	0.33	230	130
混合痔外剥内扎术	200	803	3.77	8.54	0.44	381	90
人工煎药	2.5	54	0.05	0.57	0.08	18	618
中药热奄包治疗（小）	10	57	0.19	0.61	0.31	24	141
中药热奄包治疗（中）	10	60	0.19	0.64	0.30	25	150
中药热奄包治疗（大）	10	62	0.19	0.66	0.29	26	156
中药热奄包治疗（特大）	10	64	0.19	0.68	0.28	26	162
中药化腐清创术（小）	48	153	0.91	1.63	0.56	48	0
中药化腐清创术（中）	96	225	1.81	2.39	0.76	96	0
中药化腐清创术（大）	144	588	2.72	6.26	0.43	277	93
中药化腐清创术（特大）	192	1 330	3.62	14.15	0.26	533	178
锁骨骨折手法整复术	100	224	1.89	2.38	0.79	100	0
肱骨外科颈骨折手法整复术	156	243	2.94	2.59	1.14	156	0
肱骨大结节骨折手法整复术	100	233	1.89	2.48	0.76	100	0
肱骨干骨折手法整复术	100	658	1.89	7.00	0.27	267	167

项 目 名 称	现行价格（元）	标化价值（元）	现行价格比值	标化价值比值	比值比	建议价格（元）	建议价格增幅（％）
肱骨髁上骨折手法整复术	156	512	2.94	5.45	0.54	156	0
肱骨髁间骨折手法整复术	156	683	2.94	7.27	0.41	314	101
肱骨内外髁骨折手法整复术	100	265	1.89	2.82	0.67	100	0
尺骨鹰嘴骨折手法整复术	100	223	1.89	2.37	0.80	100	0
桡骨头骨折手法整复术	100	220	1.89	2.34	0.81	100	0
桡尺骨干双骨折手法整复术	156	696	2.94	7.40	0.40	318	104
桡尺骨干单骨折手法整复术	156	455	2.94	4.84	0.61	156	0
尺骨上1/3骨折合并桡骨头脱位手法整复术	156	696	2.94	7.40	0.40	318	104
桡骨下1/3骨折合并下尺桡关节脱位手法整复术	156	667	2.94	7.10	0.41	309	98
桡骨下端骨折手法整复术	100	239	1.89	2.54	0.74	100	0
腕舟骨骨折手法整复术	100	156	1.89	1.66	1.14	100	0
股骨颈/股骨转子间骨折手法整复术	100	646	1.89	6.87	0.27	264	164
股骨干骨折手法整复术	100	617	1.89	6.56	0.29	255	155
股骨髁上骨折手法整复术	156	638	2.94	6.79	0.43	301	93
髌骨骨折手法整复术	100	231	1.89	2.46	0.77	100	0
胫骨髁骨折手法整复术	156	460	2.94	4.89	0.60	156	0
胫腓骨干骨折手法整复术	156	670	2.94	7.13	0.41	310	99
踝关节单踝骨折手法整复术	100	339	1.89	3.61	0.52	100	0
踝关节骨折脱位手法整复术	156	1 208	2.94	12.85	0.23	472	202
足部骨折手法整复术	100	395	1.89	4.20	0.45	189	89
脊柱骨折手法整复术	156	856	2.94	9.11	0.32	366	135
肱骨外髁骨折拨复位术	120	898	2.26	9.55	0.24	353	194
肱骨小头骨折撬拨复位术	120	595	2.26	6.33	0.36	263	119
肱骨内上髁骨折撬拨复位术	120	745	2.26	7.93	0.29	308	156
桡骨头颈部骨折撬拨复位术	120	896	2.26	9.53	0.24	353	194
腕部经舟骨月骨周围脱位撬拨复位术	120	713	2.26	7.59	0.30	298	148
股骨髁部骨折撬拨复位术	120	903	2.26	9.61	0.24	355	196

项 目 名 称	现行价格（元）	标化价值（元）	现行价格比值	标化价值比值	比值比	建议价格（元）	建议价格增幅（％）
胫骨髁部骨折橇拨复位术	120	1 018	2.26	10.83	0.21	389	224
踝关节骨折橇拨复位术	120	893	2.26	9.50	0.24	352	193
跟骨骨折橇拨复位术	120	901	2.26	9.59	0.24	354	195
经皮穿刺管状骨骨折闭合复位内固定术	150	1 205	2.83	12.82	0.22	467	211
经皮穿刺关节骨折闭合复位内固定术	150	1 172	2.83	12.47	0.23	457	204
颞颌关节脱位手法整复术	24	180	0.45	1.91	0.24	71	195
肩锁关节脱位手法整复术	60	277	1.13	2.95	0.38	125	108
胸锁关节脱位手法整复术	60	299	1.13	3.18	0.36	132	119
肩关节脱位手法整复术	60	353	1.13	3.76	0.30	148	146
肘关节脱位手法整复术	60	241	1.13	2.56	0.44	114	91
桡骨头半脱位手法整复术	24	74	0.45	0.79	0.58	24	0
桡骨头脱位手法整复术	24	565	0.45	6.01	0.08	186	676
下桡尺关节脱位手法整复术	24	601	0.45	6.39	0.07	197	721
手腕部脱位手法整复术	24	260	0.45	2.77	0.16	95	295
髋关节脱位手法整复术	120	934	2.26	9.94	0.23	364	204
髌骨脱位手法整复术	24	238	0.45	2.53	0.18	88	267
足部关节脱位手法整复术	24	194	0.45	2.06	0.22	75	213
脱位合并撕脱骨折手法整复术	120	710	2.26	7.55	0.30	297	148
肋骨骨折叠瓦式外固定术	100	251	1.89	2.67	0.71	100	0
关节粘连手法松解术	12	304	0.23	3.23	0.07	100	730
大关节粘连手法松解术	24	547	0.45	5.82	0.08	181	654
外固定架调整术	10	175	0.19	1.86	0.10	60	495
面针治疗	10	67	0.19	0.71	0.26	27	171
鼻针治疗	10	67	0.19	0.71	0.26	27	171
鼻腔针刺治疗	10	63	0.19	0.67	0.28	26	159
口针治疗	10	67	0.19	0.71	0.26	27	171
舌针治疗	10	69	0.19	0.73	0.26	28	177
腹针治疗	10	61	0.19	0.65	0.29	25	153

项 目 名 称	现行价格（元）	标化价值（元）	现行价格比值	标化价值比值	比值比	建议价格（元）	建议价格增幅（%）
手针治疗	10	61	0.19	0.65	0.29	25	153
腕踝针治疗	10	55	0.19	0.59	0.32	24	135
项针治疗	10	77	0.19	0.82	0.23	30	201
夹脊针治疗	10	74	0.19	0.79	0.24	29	192
梅花针治疗	12	86	0.23	0.91	0.25	34	185
督灸治疗	50	1 165	0.94	12.39	0.08	385	669
大灸治疗	50	354	0.94	3.77	0.25	141	182
雷火灸治疗	15	112	0.28	1.19	0.24	44	194
太乙神针灸治疗	15	112	0.28	1.19	0.24	44	194
走罐治疗	10	32	0.19	0.34	0.55	10	0
普通滚针治疗	100	54	1.89	0.57	3.28	100	0
电滚针治疗	100	57	1.89	0.61	3.11	100	0
颈椎小关节紊乱推拿治疗	50	64	0.94	0.68	1.39	50	0
胸椎小关节紊乱推拿治疗	50	60	0.94	0.64	1.48	50	0
腰椎小关节紊乱推拿治疗	50	60	0.94	0.64	1.48	50	0
腰椎间盘突出推拿治疗	50	114	0.94	1.21	0.78	50	0
第三腰椎横突综合征推拿治疗	50	55	0.94	0.59	1.61	50	0
骶髂关节紊乱症推拿治疗	50	58	0.94	0.62	1.53	50	0
强直性脊柱炎推拿治疗	50	59	0.94	0.63	1.50	50	0
退行性脊柱炎推拿治疗	50	58	0.94	0.62	1.53	50	0
滑囊炎推拿治疗	36	54	0.68	0.57	1.18	36	0
桡骨茎突狭窄性腱鞘炎推拿治疗	20	39	0.38	0.41	0.91	20	0
退行性膝关节炎推拿治疗	36	53	0.68	0.56	1.20	36	0
踝关节损伤推拿治疗	20	39	0.38	0.41	0.91	20	0
腕关节损伤推拿治疗	20	39	0.38	0.41	0.91	20	0
头痛推拿治疗	55	51	1.04	0.54	1.91	55	0
眩晕推拿治疗	55	52	1.04	0.55	1.88	55	0
失眠推拿治疗	55	51	1.04	0.54	1.91	55	0
感冒推拿治疗	55	51	1.04	0.54	1.91	55	0

项 目 名 称	现行价格（元）	标化价值（元）	现行价格比值	标化价值比值	比值比	建议价格（元）	建议价格增幅（%）
咳喘推拿治疗	55	52	1.04	0.55	1.88	55	0
心悸推拿治疗	55	55	1.04	0.59	1.77	55	0
消渴推拿治疗	55	51	1.04	0.54	1.91	55	0
胃脘痛推拿治疗	55	51	1.04	0.54	1.91	55	0
慢性胆囊炎推拿治疗	55	51	1.04	0.54	1.91	55	0
呃逆推拿治疗	55	51	1.04	0.54	1.91	55	0
腹泻推拿治疗	55	51	1.04	0.54	1.91	55	0
便秘推拿治疗	55	52	1.04	0.55	1.88	55	0
癃闭推拿治疗	55	51	1.04	0.54	1.91	55	0
面瘫推拿治疗	55	52	1.04	0.55	1.88	55	0
中风后遗症推拿治疗	55	200	1.04	2.13	0.49	99	79
痛经推拿治疗	55	52	1.04	0.55	1.88	55	0
月经不调推拿治疗	55	51	1.04	0.54	1.91	55	0
乳蛾推拿治疗	55	51	1.04	0.54	1.91	55	0
小儿腹泻推拿治疗	40	52	0.75	0.55	1.36	40	0
小儿咳嗽推拿治疗	55	51	1.04	0.54	1.91	55	0
小儿疳积推拿治疗	55	51	1.04	0.54	1.91	55	0
小儿遗尿推拿治疗	40	52	0.75	0.55	1.36	40	0
小儿便秘推拿治疗	55	52	1.04	0.55	1.88	55	0
肛周药物注射封闭术	60	751	1.13	7.99	0.14	267	345
耳部吹药治疗	5	9	0.09	0.10	0.99	5	0
咽部吹药治疗	5	9	0.09	0.10	0.99	5	0
外气功治疗	6	82	0.11	0.87	0.13	29	380
内养功治疗	6	201	0.11	2.14	0.05	65	975
放松功治疗	6	201	0.11	2.14	0.05	65	975
气功音乐疗	6	110	0.11	1.17	0.10	37	520
外固定架拆除术	10	157	0.19	1.67	0.11	54	441
腱鞘囊肿挤压术	36	144	0.68	1.53	0.44	68	90
镵针治疗	6	71	0.11	0.76	0.15	26	325

附表3 144项中医类医疗服务项目现行价格比值比和建议调整后比值比

项 目 名 称	现行比值比	建议调整后比值比
中药封包治疗(小)	0.30	0.73
中药封包治疗(中)	0.38	0.79
中药封包治疗(大)	0.43	0.79
中药封包治疗(特大)	0.42	0.80
中药局部熏洗治疗	0.35	0.74
中药半身熏洗治疗	0.35	0.74
中药全身熏洗治疗	0.34	0.75
中药蒸汽浴治疗	0.29	0.71
颈椎病推拿治疗	1.13	1.09
落枕推拿治疗	1.18	1.14
急性腰扭伤推拿治疗	1.41	1.36
腰肌劳损推拿治疗	1.45	1.40
肩周炎推拿治疗	1.27	1.22
小儿肌性斜颈推拿治疗	1.42	1.37
小儿捏脊治疗	1.86	1.79
血栓性外痔切除术	0.33	0.74
混合痔外剥内扎术	0.44	0.81
人工煎药	0.08	0.57
中药热奄包治疗(小)	0.31	0.72
中药热奄包治疗(中)	0.30	0.71
中药热奄包治疗(大)	0.29	0.72
中药热奄包治疗(特大)	0.28	0.69
中药化腐清创术(小)	0.56	0.54
中药化腐清创术(中)	0.76	0.73
中药化腐清创术(大)	0.43	0.81
中药化腐清创术(特大)	0.26	0.68
锁骨骨折手法整复术	0.79	0.76
肱骨外科颈骨折手法整复术	1.14	1.10
肱骨大结节骨折手法整复术	0.76	0.73
肱骨干骨折手法整复术	0.27	0.69

项 目 名 称	现行比值比	建议调整后比值比
肱骨髁上骨折手法整复术	0.54	0.52
肱骨髁间骨折手法整复术	0.41	0.79
肱骨内外髁骨折手法整复术	0.67	0.64
尺骨鹰嘴骨折手法整复术	0.80	0.77
桡骨头骨折手法整复术	0.81	0.78
桡尺骨干双骨折手法整复术	0.40	0.78
桡尺骨干单骨折手法整复术	0.61	0.59
尺骨上1/3骨折合并桡骨头脱位手法整复术	0.40	0.78
桡骨下1/3骨折合并下尺桡关节脱位手法整复术	0.41	0.79
桡骨下端骨折手法整复术	0.74	0.72
腕舟骨骨折手法整复术	1.14	1.10
股骨颈/股骨转子间骨折手法整复术	0.27	0.70
股骨干骨折手法整复术	0.29	0.71
股骨髁上骨折手法整复术	0.43	0.81
髌骨骨折手法整复术	0.77	0.74
胫骨髁骨折手法整复术	0.60	0.58
胫腓骨干骨折手法整复术	0.41	0.79
踝关节单踝骨折手法整复术	0.52	0.50
踝关节骨折脱位手法整复术	0.23	0.67
足部骨折手法整复术	0.45	0.82
脊柱骨折手法整复术	0.32	0.73
肱骨外髁骨折橇拨复位术	0.24	0.67
肱骨小头骨折橇拨复位术	0.36	0.76
肱骨内上髁骨折橇拨复位术	0.29	0.71
桡骨头颈部骨折橇拨复位术	0.24	0.67
腕部经舟骨月骨周围脱位橇拨复位术	0.30	0.71
股骨髁部骨折橇拨复位术	0.24	0.67
胫骨髁部骨折橇拨复位术	0.21	0.65
踝关节骨折橇拨复位术	0.24	0.67
跟骨骨折橇拨复位术	0.24	0.67

项 目 名 称	现 行 比 值 比	建议调整后比值比
经皮穿刺管状骨骨折闭合复位内固定术	0.22	0.66
经皮穿刺关节骨折闭合复位内固定术	0.23	0.67
颞颌关节脱位手法整复术	0.24	0.67
肩锁关节脱位手法整复术	0.38	0.77
胸锁关节脱位手法整复术	0.36	0.75
肩关节脱位手法整复术	0.30	0.72
肘关节脱位手法整复术	0.44	0.81
桡骨头半脱位手法整复术	0.58	0.55
桡骨头脱位手法整复术	0.08	0.56
下桡尺关节脱位手法整复术	0.07	0.56
手腕部脱位手法整复术	0.16	0.62
髋关节脱位手法整复术	0.23	0.67
髌骨脱位手法整复术	0.18	0.63
足部关节脱位手法整复术	0.22	0.66
脱位合并撕脱骨折手法整复术	0.30	0.71
肋骨骨折叠瓦式外固定术	0.71	0.68
关节粘连手法松解术	0.07	0.56
大关节粘连手法松解术	0.08	0.57
外固定架调整术	0.10	0.59
面针治疗	0.26	0.69
鼻针治疗	0.26	0.69
鼻腔针刺治疗	0.28	0.71
口针治疗	0.26	0.69
舌针治疗	0.26	0.69
腹针治疗	0.29	0.70
手针治疗	0.29	0.70
腕踝针治疗	0.32	0.75
项针治疗	0.23	0.67
夹脊针治疗	0.24	0.67
梅花针治疗	0.25	0.68

项 目 名 称	现行比值比	建议调整后比值比
督灸治疗	0.08	0.56
大灸治疗	0.25	0.68
雷火灸治疗	0.24	0.67
太乙神针灸治疗	0.24	0.67
走罐治疗	0.55	0.53
普通滚针治疗	3.28	3.16
电滚针治疗	3.11	3.00
颈椎小关节紊乱推拿治疗	1.39	1.34
胸椎小关节紊乱推拿治疗	1.48	1.42
腰椎小关节紊乱推拿治疗	1.48	1.42
腰椎间盘突出推拿治疗	0.78	0.75
第三腰椎横突综合征推拿治疗	1.61	1.55
骶髂关节紊乱症推拿治疗	1.53	1.47
强直性脊柱炎推拿治疗	1.50	1.45
退行性脊柱炎推拿治疗	1.53	1.47
滑囊炎推拿治疗	1.18	1.14
桡骨茎突狭窄性腱鞘炎推拿治疗	0.91	0.88
退行性膝关节炎推拿治疗	1.20	1.16
踝关节损伤推拿治疗	0.91	0.88
腕关节损伤推拿治疗	0.91	0.88
头痛推拿治疗	1.91	1.84
眩晕推拿治疗	1.88	1.81
失眠推拿治疗	1.91	1.84
感冒推拿治疗	1.91	1.84
咳喘推拿治疗	1.88	1.81
心悸推拿治疗	1.77	1.71
消渴推拿治疗	1.91	1.84
胃脘痛推拿治疗	1.91	1.84
慢性胆囊炎推拿治疗	1.91	1.84
呃逆推拿治疗	1.91	1.84

项　目　名　称	现 行 比 值 比	建议调整后比值比
腹泻推拿治疗	1.91	1.84
便秘推拿治疗	1.88	1.81
癃闭推拿治疗	1.91	1.84
面瘫推拿治疗	1.88	1.81
中风后遗症推拿治疗	0.49	0.85
痛经推拿治疗	1.88	1.81
月经不调推拿治疗	1.91	1.84
乳蛾推拿治疗	1.91	1.84
小儿腹泻推拿治疗	1.36	1.31
小儿咳嗽推拿治疗	1.91	1.84
小儿疳积推拿治疗	1.91	1.84
小儿遗尿推拿治疗	1.36	1.31
小儿便秘推拿治疗	1.88	1.81
肛周药物注射封闭术	0.14	0.61
耳部吹药治疗	0.99	0.95
咽部吹药治疗	0.99	0.95
外气功治疗	0.13	0.60
内养功治疗	0.05	0.55
放松功治疗	0.05	0.55
气功音乐治疗	0.10	0.57
外固定架拆除术	0.11	0.59
腱鞘囊肿挤压术	0.44	0.81
镵针治疗	0.15	0.63